实用森田疗法系列丛书

抑郁症实用森田疗法

李江波　编著

北京大学医学出版社

YIYUZHENG SHIYONG SENTIAN LIAOFA

图书在版编目（CIP）数据

抑郁症实用森田疗法 / 李江波编著. —北京：北京
大学医学出版社，2022. 6
ISBN 978-7-5659-2444-6

Ⅰ. ①抑… Ⅱ. ①李… Ⅲ. ①抑郁症−精神疗法
Ⅳ. ① R749.405

中国版本图书馆 CIP 数据核字（2021）第 117202 号

抑郁症实用森田疗法

编 著：李江波
出版发行：北京大学医学出版社
地 址：（100191）北京市海淀区学院路 38 号 北京大学医学部院内
电 话：发行部 010-82802230；图书邮购 010-82802495
网 址：http：//www.pumpress.com.cn
E - m a i l：booksale@bjmu.edu.cn
印 刷：中煤（北京）印务有限公司
经 销：新华书店
策划编辑：药 蓉
责任编辑：陈 然 娄新琳 责任校对：靳新强 责任印制：李 啸
开 本：710 mm×1000 mm 1/16 印张：13.25 字数：235 千字
版 次：2022 年 6 月第 1 版 2022 年 6 月第 1 次印刷
书 号：ISBN 978-7-5659-2444-6
定 价：59.00 元

版权所有，违者必究

（凡属质量问题请与本社发行部联系退换）

丛书编委会

丛书主编 李江波

丛书编委 （按姓名汉语拼音排序）

大住诚　李江波　马秀清　曲韦杰　徐骁霏

张建军　张　玲　张勤峰　钟庆芳

作者简介

李江波：医学博士；四川省精神医学中心、成都简阳市人民医院特聘专家；日本保健医疗大学客座教授；国际森田疗法学术委员会委员；中国心理卫生协会森田疗法应用专业委员会主任委员；中国心理卫生协会常务理事；芜湖市精神科学会副理事长；中华医学会安徽行为医学分会理事。2013—2018年连续5次担任中日森田疗法论坛大会主席，担任第十一届中国森田疗法学术会与第十届国际森田疗法学术大会主席。1982年自齐齐哈尔医学院毕业后从事精神科临床工作，1993年曾受国家卫生部公派到日本著名的精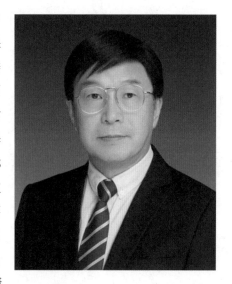
神医学、老年医学医院浅井病院研修。1999年开始，作为访问研究员在日本东京慈惠会医科大学从事森田心理疗法与精神医学研究工作4年余。此后，在日本鹿儿岛大学取得医学博士学位。2011年回国到华东师范大学附属芜湖医院工作，2022年转到四川省精神医学中心、成都简阳市人民医院工作。

丛 书 序

2019年9月我在北京大学医学出版社出版了第一部专著《森田心理疗法解析》。这是我花了十余年的心血创作出来的关于森田疗法系统的专业书。完成以后我如释重负，倍感欣慰。森田疗法自创立以来已有百年历史。它所治愈的疑难心理疾病患者不计其数。但是，作为一种非常有效的心理治疗方法，它到目前为止在精神医学界、心理学界还不能说广为人知，在民间仍没有被广泛应用。森田疗法学派的心理治疗、心理咨询、精神科工作者只占心理学领域中的少数。宣传和推广森田疗法，使广大医务工作者、心理学工作者广泛应用森田疗法治疗心理疾病，造福广大心理疾病患者是我们的使命。《森田心理疗法解析》的撰写，打开了我希望广泛宣传和普及森田疗法的欲望之门。《森田心理疗法解析》系统、全面地介绍了森田疗法的理论基础、体系、治疗方法及技巧。接下来我想撰写森田疗法在具体疾病中具体应用的细节。我首先想到撰写《抑郁症实用森田疗法》。近年来抑郁症患者逐渐增多，综合医院心理科就诊患者几乎一半左右是抑郁症。抑郁症单靠药物治疗，往往不能达到比较满意的效果，给部分患者和家属带来极大痛苦。森田疗法联合应用在抑郁症治疗中可以大大地提高其治疗效果，减少药物的应用，受到多数抑郁症患者的欢迎，其应用方法值得及时总结。在此期间我经常被邀请进行神经症疑难案例督导活动，深刻体会到森田疗法的实际操作问题是困扰心理咨询师、心理治疗师、基层精神科医师的重要问题，因此我又计划撰写一本《森田疗法实践案例详解》。2018年日本同朋大学的大住诚教授曾经邀请我编写一本有关冥想、沙盘与森田疗法整合与实践的书。2019年2月我到日本大阪参加日本冈本财团成立30周年纪念活动之余，特地与大住诚教授会面。我们详细讨论了这本书的构想。我觉得这本书思路不错就欣然答应了合作出书的事。此后，我一直在空闲时间与大住诚教授和他的弟子徐骁霏女士讨论写作事宜。这样算来已经有3本书计划编写。此时，我突然萌生一个想法，与其一本一本地单独出版发行，还不如出一套"实用森田疗法系列丛书"。从实用的角度出发来编写这套丛书，对于学习和应用森田疗法会比较实际。于是，根据临床常用森田疗法治疗的疾病，我又计划编写《强迫症与恐惧症实用森田疗法》《躯体不适障碍实用森田疗法》。此计划得到北京大学医学出版社的大力支持。出版社给予我极大的勇气和力量，药蓉编审给予我一些具体的指导，使这个计划得以顺利实现。

精神分析和认知行为疗法是世界心理学领域中颇具影响力的两大学派。之所以这两个学派能够有如此大的影响力，并不仅仅因为其疗效广泛和快速，更是因为它们都总结出各自独特的心理学理论体系。其心理学理论基础完备，奠定了大家学派的坚实基础，便于人们学习、研究和推广。森田疗法已经问世 100 多年。它早于认知行为疗法，几乎与精神分析同一时代问鼎于世。在这 100 多年的时间里有无数的心理疾病患者受惠于森田疗法的治疗，神奇地摆脱了以往多种治疗方法都无法治愈的疾病的困扰。森田疗法对于神经症、抑郁症、心身疾病等疑难疾病治疗的有效性受到大多数心理学和精神医学工作者以及广大患者的认可，但由于其理论体系不够完备，心理学理论基础不够坚实，没有构建起比较完整的心理学理论体系，所以其学术地位远不如精神分析和认知行为疗法，没有得到广泛推崇和应用。但是我坚信，任何有效的心理治疗方法都应该有其心理学理论基础，只是需要不断总结和提炼。我从 1999 年到日本东京慈惠会医科大学进行深入研究、实践森田疗法以来，近 20 年中不断探索和挖掘森田疗法的心理学理论。在 2019 年出版的《森田心理疗法解析》一书中，我首次提出了对森田疗法心理学原理的思考，挖掘森田疗法心理学基础的精神方向性理论、精神能量理论、情感法则、注意与其他精神活动、行动方式等理论。本套丛书将进一步充实其理论基础，介绍精神主导理论、精神力学理论、精神条件反射理论。希望这些理论在一定程度上能奠定森田疗法心理学理论基础，使森田疗法的整体理论体系得到进一步健全和完善。在此基础上，本次"实用森田疗法系列丛书"的编写，进一步完善了森田疗法在各种心理疾病中的操作技巧，详细介绍了森田疗法技术在心理疾病治疗中的灵活应用。本套丛书的出版旨在为森田疗法的研究、学习、应用、推广和发展尽微薄之力。

李江波

前　言

　　2011 年我开始到综合医院从事心理科临床医疗工作，工作中遇到最多的病就是抑郁症（也叫抑郁障碍）。目前虽然抗抑郁药物种类很多，但是我遇到的很多患者去过多家医院，经过多种抗抑郁药物治疗，花费大量钱财，却仍无法解除痛苦，效果并不是很理想。面对这样的患者，我尝试用森田疗法治疗，发现合用森田疗法相比单独药物治疗可以提高抑郁症治疗效果。森田疗法虽然是针对神经症开发出来的一种心理治疗技术，但是其理论也适用于多数抑郁症。这一点早在多年的临床实践中被证实，也已经被森田疗法学界所认可。2006 年我与日本东京慈惠会医科大学中村敬教授、第四军医大学（现名空军军医大学）施旺红教授合作在第四军医大学出版社出版了《轻松告别抑郁症》一书，受到广大读者欢迎。2008 年此书再版，并被评为中国大学出版社协会主办的第八届全国高校出版社优秀畅销书一等奖。2015 年我又与中村敬教授、施旺红教授合作在第四军医大学出版社出版了《抑郁症的森田疗法》一书。森田疗法之所以受欢迎，原因是原理简单，容易理解，操作简单，易于上手，恰当运用森田疗法与现代药物治疗融合，相当于生物医学模式成功转换为生物 - 心理 - 社会医学模式，弥补了目前单纯药物治疗的不足。

　　森田疗法毕竟是从日本传入我国的，由于文化的差异，翻译过来的森田疗法图书仍不能十分贴切地表达出该技术的深刻内涵，影响了学习者对它的深入学习、理解和运用。1999 年我有幸来到森田疗法的发源地东京慈惠会医科大学精神科，在日本森田疗法理事长中村敬教授的指导下研究森田疗法的被束缚理论。2 年后，我的一周时间被分成两部分，一部分是继续跟随中村敬教授研究被束缚理论，另一部分是到东京慈惠会医科大学总医院精神科中山和彦教授那里学习、研究精神医学。其间，我跟随牛岛定信主任教授（日本森田疗法原理事长）、中山和彦教授出门诊和查房会诊，听他们主持的各种讲座。在各位导师的指导下，我用了 4 年多时间对日本文化、森田疗法的核心理论——被束缚（とらわれ）理论进行了深入研究，提出了新的神经症被束缚精神病理假说，开发了神经症被束缚自评量表，并且通过各种途径实践森田疗法。通过多年在日本的学习、研究和生活，我对日本的文化、语言有了较深刻的理解，这给学习、研究森田疗法带来方便。经过几年的努力，我在北京大学医学出版社出版了《森田心理疗法解析》一书，实现了为使森田疗法本土化、理论系统化而写一本更通俗易懂的森田疗法理论和实践技术书籍的愿望，为森田疗法普及、发展尽了微薄之力。森田研究过中国古代哲学思想，因此森田疗法巧妙地吸收了中国文化元素，说森田疗法富含人生哲学也不为过。不仅如此，它还包含着既浅显又耐人寻味的心理学原理。在这方面森田教授本人没有来得及更详细地总结出来。森田疗法需要更系统地用更加简单易懂的语言将其理论加以概括、描述、解析，挖掘其内在的深层含义、原理，构建起系统的理论体系，让人们更容易理解和接受，并且把它运用到更广泛的领域。这也是森田疗法专家学者们的责任和使命。

　　森田疗法的理论并不复杂，但是深入理解、灵活运用，并不容易。我根据自己多年学习、研究、临床实践的经验和对森田疗法的深入理解，从森田疗法的核心理论入手，从森田疗法需要解决的问题入手，深入浅出地解读了森田疗法的理论体系以及实践应用方法，告诉那些为抑郁症困扰的人们，森田疗法是提高自愈力、通往治愈抑郁症的捷径。本书告诉正在学习森田疗法的人怎样理解和运用这种理论，告诉打算治疗抑郁症的医生、心理治疗师怎样应用森田疗法去治疗抑郁症。如果本书能为国内外民众解决抑郁症困扰时提供一点帮助，对医学生、心理学科的学生、心理咨询师、心理治疗师、心理学教师和各科临床医生在学习和应用森田疗法治疗抑郁症方面有所裨益，我将无比欣慰和十分荣幸。

李江波

目　录

第一章　抑郁症概述

第一节　概　述

一、抑郁症概念

抑郁症又称为抑郁障碍，不包括双相情感障碍（又称躁狂抑郁症）的抑郁发作。本病以情感低落、思维和动作迟缓、言语减少为主要表现，各种身体检查没有发现特别明显的器质性改变，发病以后严重影响患者的生活质量和工作，给家庭和社会带来沉重的负担。有 1/3 左右的患者有悲观厌世念头，约 1/5 的抑郁症患者有过自伤或自杀行为。本病可以治愈，缓解期基本正常，但是容易复发。抑郁症已经成为非常常见的心理疾病，世界卫生组织、世界银行和哈佛大学一项联合调查研究表明，抑郁症已经成为中国疾病负担的第二大疾病。

二、抑郁症患病率

2003 年美国抑郁症患病率为 6.6%，2002 年法国为 5.9%，2007 年巴西为 9.4%，澳大利亚为 4.1%；2019 年，北京大学第六医院黄悦勤教授在国际杂志《柳叶刀·精神病学》发表的我国最新的大型流行病学调查（2012—2016）显示，抑郁症终生患病率为 6.9%，其中 12 个月患病率为 3.6%。可见抑郁症在人群中患病人数众多，是一种常见病、多发病。据《华人心理健康报》报道：截至 2017 年我国抑郁症患病人数约 5000 万，女性患病率较高，是男性的 3 倍；患病率比 1990 年增加了 24.7%；但是就诊率不到 10%。一方面相当多患者首先主诉各种躯体不适，比如食欲下降、消瘦、胸闷、头晕、心慌、气短、腹胀、腹痛、尿频、头痛等，对情绪变化并没有关注，徘徊在大中小综合医院各身体疾病科室，诊疗身体疾病的各科医生也没有发现患者的抑郁情绪，患者本人也全然不知自己患抑郁症，且由于世俗偏见，患者即使知道自己的情绪症状，也不愿到精神病专科医院求治；在全国综合医院的精神、心理科，资源、经验丰富的心理科医生有限，心理疾病看病难现象存在。另一方面，抑郁症治疗比较困难，即使全力治疗也很难恢复到理想的水平，相当一部分患者治疗效果不佳，或者残留症状，无法恢复正常生活，无法正常工作，这样一来患者的人数就会逐年增加。造成这种局面的原因很多。其中之一是把抑郁症当成单纯生物学疾病治疗，注重药物治疗而轻视心理治疗；还有一个原因是医生的诊疗时间有限，无法开展心理治疗。抑郁症的发病是与生物 - 心理 - 社会因素密切相关的典型代表之一，有生物学因素，所以目前的抗抑郁药物治疗才会取得比较大的成果，但是由于有心理社会因素，单纯抗抑郁药物治疗，效果会大打折扣，影响患者治疗的信心，所以加强心理治疗对于抑郁症的治疗十分重要。心理治疗中森田疗法比较简单、易行，更适合于抑郁症的治疗。

三、抑郁症分类

（一）以往的抑郁症分类

1. 内源性和外源性抑郁症

内源性抑郁症是指病因来自身体内部，而心理社会因素在此类抑郁症发病中不明显，它可能存在着某些生物学上的变化，电休克、抗抑郁药物治疗有良好的效果。外源性是指抑郁情绪由外界的因素引起，在疾病的发生、发展以及预后的过程中心理因素、家庭和社会环境因素起着重要的作用。

2. 原发性和继发性抑郁症

原发性抑郁症是指患者患抑郁症以前身体、心理是健康的，无明显诱因或一些心理社会因素诱发的抑郁症。要注意的是有些抑郁症患者虽然有诱因，但是自己可能并没有意识到，或者即使意识到了也不愿说出来自己发病的真正诱因，因为这可能涉及自己的一些隐私，如果是这样就不能算是原发性抑郁症。继发性抑郁症是指患有躯体疾病、酒精依赖、药源性中毒等疾病，并由此继发的抑郁症状。

3. 精神病性与神经症性抑郁

精神病性抑郁是指患者除有典型的抑郁症状外还伴有片断的或短暂的幻觉、妄想（妄想抑郁）或木僵（抑郁性木僵）等精神病性症状，但是在这些症状之中，情绪抑郁起主导地位，情绪一旦改善，精神病性症状也会随之改善。神经症性抑郁则不伴有精神病性症状，发作性特点不明显，症状也不是很严重，没有自杀念头和行动，但情绪症状持续的时间较长，缓解比较困难。

4. 特殊时期的抑郁症

特殊时期的抑郁症指儿童期抑郁症、更年期抑郁症、老年期抑郁症、产后抑郁症等。

5. 隐匿性抑郁症

隐匿性抑郁症是一组不典型的抑郁症候群，抑郁情绪表现并不明显、不突出，或者基本是感觉不到，他人也不容易看出来患者有抑郁情绪。患者持续出现的多种躯体不适和自主神经功能紊乱症状，如头痛、头晕、心悸、胸闷、气短、四肢麻木等，躯体不适症状掩盖抑郁情绪。各种体格检查、实验室检查、影像检查往往无明显异常，各种治疗效果不佳，心理量表可以检查出心理异常情绪，抗抑郁药物治疗有效。

6. 季节性情感障碍

这是一类与季节变化关系密切的抑郁症。一般在秋末冬初发病，没有明显的心理社会应激因素，表现为心境持久低落，情绪忧郁，常伴有疲乏无力、头痛，喜欢吃，体重增加。在春夏季自然缓解，至少连续两年以上秋冬季反复发作即可诊断，强光照射治疗有效。多见于女性。季节变化是不是患病的真正因素，还不得而知，如果说是，理由不充分，因为同样的季节，大多数人并没有发病，说明还是患者自身的因素在发病中发挥主要作用。不能排除某人第一次在某种因素下，出现了情绪忧郁，这种痛苦的体验恰巧是在某个气候条件下发生的，于是患者产生了错误的判断，认为自己这次发病是恶劣天气造成的，自己可能对这种天气不适应，所以每到同样的天气就会产生恐惧，担心会不会再发病，越是害怕发病，就越容易焦虑，越是焦虑就越容易害怕，这种不快的体验也会影响心情，逐渐导致再次发病。

（二）《国际疾病分类第十一次修订本》

《国际疾病分类第十一次修订本》（ICD-11）将抑郁障碍分为：

1. 单次发作的抑郁障碍。

（1）单次发作的抑郁障碍，轻性发作。

（2）单次发作的抑郁障碍，不伴有精神病性症状的中度发作。

（3）单次发作的抑郁障碍，伴有精神病性症状的中度发作。

（4）单次发作的抑郁障碍，不伴有精神病性症状的重度发作。

（5）单次发作的抑郁障碍，伴有精神病性症状的重度发作。

（6）单次发作的抑郁障碍，未特定严重程度。

（7）单次发作的抑郁障碍，目前为部分缓解。

（8）单次发作的抑郁障碍，目前为完全缓解。

（9）其他特定的单次发作的抑郁障碍。

（10）单次发作的抑郁障碍，未特定。

2．复发性抑郁障碍。

（1）复发性抑郁障碍，目前为轻性发作。

（2）复发性抑郁障碍，目前为不伴有精神病性症状的中度发作。

（3）复发性抑郁障碍，目前为伴有精神病性症状的中度发作。

（4）复发性抑郁障碍，目前为不伴有精神病性症状的重度发作。

（5）复发性抑郁障碍，目前为伴有精神病性症状的重度发作。

（6）复发性抑郁障碍，目前为未特定严重程度的发作。

（7）复发性抑郁障碍，目前为部分缓解。

（8）复发性抑郁障碍，目前为完全缓解。

（9）其他特定的复发性抑郁障碍。

（10）复发性抑郁障碍，未特定。

3．恶劣心境障碍。

4．混合性抑郁和焦虑障碍。

5．其他特定的抑郁障碍。

6．抑郁障碍，未特定。

第二节　抑郁症的森田疗法分类尝试

　　森田疗法对抑郁症的分型不是根据上述特点的分型，而是根据患者在发病过程中所呈现出来的精神病理现象区分的。作者研究发现多数抑郁症患者也存在被束缚的精神病理（在后文中还有详细介绍），这种精神病理往往可以加重抑郁症的症状，而对于抑郁症的治疗具有阻碍作用，如果治疗中不考虑这些因素，不从这些角度出发进行有针对性的心理治疗，有很多抑郁症患者往往很难治愈。这种分型旨在方便森田疗法治疗抑郁症、提高疗效，为打破患者的被束缚状态提供线索或者靶点，根据患者表现突出的精神病理分型，以其为主线进行治疗，有益于寻找心理治疗的突破点。

一、受容低下型抑郁症

受容低下型抑郁症是指抑郁症状的发生、发展、预后与对精神打击造成的损失或一些诱因所致心理、身体不适症状无法接受或放不下等因素密切相关的一类抑郁症。

二、思想矛盾型抑郁症

思想矛盾型抑郁症是指抑郁症状的发生、发展、预后与思维方面出现偏差、错误、矛盾等因素密切相关的抑郁症。

三、欲望过高型抑郁症

欲望过高型抑郁症是指抑郁症状的发生、发展、预后与欲望过高而总是难以实现等因素密切相关的一类抑郁症。

四、兴趣爱好缺乏型抑郁症

兴趣爱好缺乏型抑郁症是指抑郁症状的发生、发展、预后与兴趣爱好缺乏等因素密切相关的一类抑郁症。

五、注意固着型抑郁症

注意固着型抑郁症是指抑郁症状发生、发展、预后与注意固着于负面信息等因素密切相关的一类抑郁症。

第三节　抑郁症的药物和物理治疗

森田正马时代森田疗法的原法主要是用于治疗神经症的，几乎没有报道用于治疗抑郁症。在那个年代，还没有开发出有效的精神药物来治疗神经症等精神疾病，因此心理疗法就显得更加重要。随着科学技术的发展，各种精神药物不断被开发出来，抗焦虑、抗抑郁、改善睡眠的药物不断推向市场，改变了神经症、抑郁症等心理疾病的治疗格局，一些抑郁症的治疗变得容易、快速。药物治疗也改善了患者所关注的症状，很多患者所期盼的疗效也比从前容易实现，这是所有人都期望的结果。所以现代森田疗法并不排斥精神药物治疗，无论是日本还是我国各大医院的森田疗法专家一般也都是药物治疗与心理疗法合并应用的，但是不提倡大剂量用药，用药剂量和药物种类因人而异。要知道药物虽然可以改善部分抑郁症状，但是不能改变患者的性格、不良习惯、行为方式和患者生活环境等，而这些性格、不良习惯、不良的行为方式、不好的生活环境与抑郁症的形成、发展、预后有着密切的关联。这些问题不改变，就很难解决抑郁症的根本问题。有些患者治疗药物不断增加而效果不一定越加越好，一旦停药症状就容易复发，部分患者还会感到药物作用越来越弱，不得已不断增加药物剂量和种类来维持疗效。这些都说明药物控制了症状的同时，对症状有负面影响的因素还没有得到根本改善。所以在药物治疗过程中，一边进行药物治疗，一边进行心理治疗，积极去改善不良生活习惯和行为方式、生活环境，提高自身素质以适应环境，积极锻炼身体，以达到最大限度减少复发。

一、抗抑郁药物治疗

（一）常用抗抑郁药物

近几十年来治疗抑郁症的药物发展很快。比较早应用的常用抗抑郁药物有阿米替林、氯米帕明、多塞平、丙米嗪等，这些药物价格便宜、疗效确切，缺点是副作用较大，用药剂量比较宽，就是说药物最低剂量与最高剂量相差很大，患者每天最高用药剂量达十几片才可以出现疗效，有个别人需要更大剂量才可以出现效果。近20多年来，老一代抗抑郁药物的应用逐渐减少，新一代抗抑郁药物相继问世，比较常用的抗抑郁药物有氟西汀（百优解）、帕罗西汀、舍曲林、氟哌噻吨美利曲辛（黛力新）、氟伏沙明、西酞普兰（喜普妙）、艾司西酞普兰、文拉法辛、度洛西汀、阿戈美拉汀、米氮平、曲唑酮、托莫西汀、瑞波西汀等。这些药物的特点是疗效确定，副作用相对比较小，药效高，最高剂量一般为每天3～4片，比较容易把握，起效时间也相对快些。

用药原则：小剂量开始，逐渐增至有效剂量，药物达到最好疗效以后，用有效治疗剂量巩固1～3个月，减至治疗剂量的3/4(例如原来最高剂量是每日2片，减掉半片），继续服药2～3个月以后减至有效治疗剂量的1/2（比如原来最高剂量是每日2片，减掉1片），长期维持2年左右，期间如果病情经常波动，还需要延长维持时间。如果一直情绪稳定，效果很好，希望尝试停药，那么每日维持剂量再减半，服药2～3个月再考虑停药。如果减少以后就出现症状反复，那么维持治疗时间还要加长。

（二）常用辅助药物

1. 抗焦虑药

如地西泮（安定）、阿普唑仑、艾司唑仑、劳拉西泮、氯硝西泮、丁螺环酮等。这些药物具有抗焦虑、促睡眠的效果，副作用小，价格便宜，与抗抑郁药物合用可以促进疗效。一旦焦虑、睡眠改善，建议逐渐减少剂量，不建议长期服用。

2. 辅助的中药

舒眠胶囊、安神补心丸、血府逐瘀胶囊、柏子养心丸等药物可以加强抗抑郁、抗焦虑作用。

3. 维生素

抑郁症患者食欲差，以及长期吃大米、白面等精粮，容易导致B族维生素缺乏，从而导致躯体不适，身体功能减退，有必要适当补充维生素B_1或者复合维生素B类药物。另外，研究显示一些抑郁症患者缺乏维生素D，因此多出去晒太阳、适当补充维生素D也有必要。

4. 安眠药物

一些抑郁症患者严重失眠，即使应用具有抗焦虑、促睡眠作用的药也无法改善失眠，那么安眠药物佐匹克隆、右佐匹克隆、唑吡坦（思诺思）等可以考虑应用，但是上述药物一定要在医生指导下应用。老一代的安眠药物如水合氯醛、巴比妥、苯巴比妥等由于副作用大，目前基本已经淘汰。

5. 抗精神病药

部分抑郁症患者伴有精神病症状（如继发幻觉、妄想等），可以适当配合抗精神病药治疗，如奥氮平、利培酮（维思通）、阿立哌唑、氨磺必利、氯氮平、喹硫平等，剂量大小根据病情严重程度而定，可以改善睡眠、改善伴随的精神症状。情绪改善以后可以适当减少药物剂量，小剂量长期维持。

6. 抗焦虑药、安眠药物、抗精神病药应用时注意事项

服用上述药物时，患者注意调节好生活习惯、睡眠习惯。不能饮酒，不能晚上饮茶和咖啡。晚上不能睡得太早，最好晚上 10 点左右上床，早上不能赖床，7 点之前起床，晚上睡眠 8 小时左右即可，白天不能总是躺在床上，中午可以午睡，但不能睡太多，如果超过 1 小时，就可能影响晚上入睡。

（三）中药中的抗抑郁药

中药制剂舒肝解郁胶囊和巴戟天寡糖胶囊都是近年来国内研制的抗抑郁中药，对于轻症的抑郁症具有肯定的抗抑郁作用，由于副作用小的优势，适用于老年、儿童、体弱、对抗抑郁药过敏的抑郁症和器质性疾病共病抑郁症患者，还适用于抑郁症程度较轻、对服用西药抗抑郁药有抵抗的患者，也可以与西药抗抑郁药合用以促进和提高疗效。

以上药物治疗可以取得一定疗效，70% ~ 80% 的抑郁症可以得到不同程度的改善，但是还有很多患者效果欠佳，即使抑郁症状有所改善，仍然残留部分症状，所以药物治疗合并心理治疗，往往是一个很好的选择。各种心理治疗都有自己的长处，森田疗法由于其理论简单易懂、容易操作、见效快而受欢迎，可以加快治疗起效时间，减少用药量，更好地改善社会功能，提高治疗效果。

二、抑郁症的物理治疗

（一）经颅磁刺激治疗

经颅磁刺激治疗是一种无痛、无创伤治疗方法，磁信号可以透过颅骨而刺激大脑神经，已经广泛应用于抑郁症的临床治疗中，而且效果良好。可以与抗抑郁药一起使用加快治疗效果的出现，也可以单独用于治疗轻度的抑郁症、器质性疾病伴随的抑郁症状、不耐受药物治疗的抑郁症。主要原理是基于电磁感应理论，将刺激线圈置于头皮表面，脉冲电流通过线圈时会产生随时间变化的磁场，磁场穿过头皮、颅骨并在大脑皮质神经组织中产生感应电流，使大脑皮质神经细胞兴奋

性发生改变。重复经颅磁刺激（rTMS）主要通过不同的频率来达到治疗目的，高频（10～20 Hz）使皮质兴奋性增加，低频（1～5 Hz）有抑制局部神经元活动的作用，使皮质兴奋性下降，但是磁场作用会随距离的增加而衰减。近年来发现经颅磁刺激不同的皮质区域可以兴奋大脑深部的神经核团，引起神经递质、激素、脑源性神经营养因子、血流量及代谢的变化，通过多种机制调节大脑功能。

（二）电休克治疗

电休克治疗是以一定量电流通过抑郁症患者头部，而达到治疗抑郁症目的的有效治疗方法。特别适用于严重抑郁症患者，有强烈自责自罪、自伤、自杀行为者；拒食、违拗和抑郁性木僵者；药物治疗无效或对药物不能耐受而心理治疗也无法配合者。进行电休克治疗前，要进行详尽的躯体和神经系统检查，如胸透、心电图、脑电图、脑 CT 等，排除脑部疾病，掌握适应证和禁忌证，掌握正确的操作程序。电休克的副作用较少，而且见效快，次数多少往往根据具体情况而定。目前多采用无抽搐电休克治疗，这种方法虽然操作比较麻烦，但是痛苦少，相对容易被患者接受。

第二章　森田疗法心理学理论的探讨

森田疗法提倡的首先是通过有建设性意义的行动和森田疗法理论的学习，把患者的负向思维、情感、行动转向正向思维、情感、行动，喜静行为模式转为喜动行为模式，对负性信息的被束缚转向对建设性意义行动的热衷，负的精神交互作用转向正的精神交互作用，消极的行为模式转为积极的行为模式，负的精神能量转为正的精神能量，进而转变成以正的精神活动为主，正负有机结合、灵活机动、互相平衡的精神活动状态。

第一节　精神活动的方向性理论

无论注意到还是没有注意到，人在一生中的某一时刻、某一时期，其精神活动的运行是有方向性的，人的精神活动不知不觉地在这些方向上运行着，根据需要随时随地整合、调整。比如开始喜欢某位异性，逐渐发展成爱情，越来越爱，最终结婚，决心白头到老。爱的时候所做的事，多为爱所付出，但是也有人因为家庭矛盾，夫妻反目，逐渐由爱变怨，由怨变不爱，甚至变成仇恨，打骂、伤害、离婚、到法庭打官司等，此时精神活动在婚姻这件事上完全向相反方向运行，所做的事也是围绕怎样解除怨恨，而与恋爱时期做的事完全相反。有些人离婚以后，经过一些曲折，才发现还是原配是最好的，回想过去种种爱情经历，又由恨变爱，重新向原配请求谅解、求爱，然后复婚，回到原来的生活方向。由此可见，精神活动是有方向的，向各个方向不断前行都可能会有极端，而且运行方向不是一成不变的，还可以互相转化。这一点没有引起广泛关注，以至于一些人的精神活动大大地偏离了正确方向或者虽没有偏离方向却过于极端。精神活动一直处于在消极、负的方面或在极端的方面运转的状态，难免出现偏离正常、错误或者极端化的行为。有些人却一生都不知道是为什么自己陷入这种状态；有人健康长寿，有人短命；有人一生无论遇到什么艰难困苦都能快乐地生活，有人一生总是在烦恼中度过，即使是再富有、再顺利也无法摆脱这种困境；有人遇到困难，用很巧妙的方法就解决了，有人遇到同样的事需要付出极大代价才能解决，有人付出代价也解决不了困难。人与人之间有这么大的区别，原因之一是其精神活动方向、思考模式有区别，有人方向明确，灵活机动，行动就正确，有人方向错误或极端，行动就会错误。显然，时常辨别和调整精神活动方向，对于人生具有重大意义，以下举出一些常见的相对方向的精神活动模式。

一、生的欲望与死的恐怖

（一）生的欲望

1. 希望健康地活着。
2. 希望生活更美好，希望被人尊重。
3. 希望知识丰富。
4. 希望成为伟大的人、幸福的人。
5. 希望向上发展。

生的欲望是具有积极意义的本能，围绕这种本能去生活、去做事，容易更好地进行自我保护，同时还可以实现自我发展的愿望，产生积极、有意义的成果。精神能量消耗在工作、学习、写字、看书、习武、个人有意义的爱好、恋爱、结婚、交友、运动、平衡饮食营养、旅游、克服各种困难、化解危机和烦恼方面，势必获得相应的成果。正常人虽然有死的恐怖，但一般并没有恐怖感，是因为正常人的精神能量都消耗在围绕着生的欲望的行动之中，所体验的多是围绕生的欲望而行动带来的收获和喜悦、成就感和生活的快乐。但并不是生的欲望越大越好，生的欲望要有相应的行动相呼应、相伴随、做保证，而只有生的欲望没有与其相对应的行动伴随和保证，往往欲望得不到满足和实现，反而可能引起情绪的异常。

（二）死的恐怖

1. 怕得病、怕死、怕脏。

2．怕丢人现眼、丢面子，怕被人瞧不起，怕被人贬低、批评，怕被笑话、欺负、欺骗、玩弄、背后说坏话。

3．怕无知。

4．怕失败、挫折、困难。

5．怕不能向上发展，怕损失。

森田理论把上述内容都归入死的恐怖这个概念范围，它与生的欲望都属于自我保护的本能，在这种意义上两者是不矛盾的，但却是表现形式相反的自我保护本能。死的恐怖在某些情况下是对人有着保护意义的，而大多情况下是具有消极意义的自我保护，伴随负性情绪，围绕着死的恐怖去做事的人，往往行动上也围绕负性情绪在转，比如有些人总是怕被人笑话、怕被瞧不起，于是就不与人交往或尽量不与人说话；有人总是怕生病就反复洗手，就洁癖，就挑食；思想越离不开死的恐怖，行为就越围绕死的恐怖在转，就越容易产生恐怖、焦虑、强迫、抑郁等负性情绪，这种负性情绪就成为继续围绕死的恐怖去行动的动力，容易形成恶性循环，使负性情绪和围绕死的恐怖的行为也越来越聚集、增多。但是也并不是死的恐怖越小越好，死的恐怖越小，那么生的欲望也就越小，虽然没有那么多害怕，也不容易产生恐惧和焦虑、抑郁等负性情绪，但同时也不容易有积极的行动。有的人没有感觉到自己有死的恐怖，但只要有强烈的生的欲望，就说明并不是没有死的恐怖，而是没有在意死的恐怖的缘故。

二、正向与负向思维模式

思维应该是有方向性的，所谓左思右想，前思后想，即正向思维和负向思维。人如果能够注意到思维的方向性，那么就有益于人的思想向着正确方向运行。

（一）正向思维模式

正向思维模式即积极的、热情向上的、向前的思维方式，是从积极乐观的、正面的角度看问题、看待和评价事物的思维方式，也是积极防卫式的思维方式，看问题多看正面、优点、长处（图2-1），比如对人、对事向好的方面去想，给予高度的评价。某人对别人很热情，对此人评价：这人很好，很热情；有人急需一笔钱渡过难关，因此向朋友借钱，被朋友婉言拒绝了，该人认为人家可能确实也遇到困难了；自己遇到流氓被欺负，旁边围观者没有出手相救，认为人家也怕受连累，人家也不知道我为什么被欺负等，这都是正向思维的判断。正向思维一般来说具有积极意义，使人乐观、豁达、宽容、积极、热情，但是如果过度注重正向思维，有时也容易忽略负向思维的平衡作用而出现问题，容易缺少戒备心，什么都不在乎，什么都不害怕，容易被骗、自负、骄傲，容易冒进。这是由于过度注重正向思维会把事情想得太好、太乐观，忽视负向思维，所以缺少负向思维的调节和平衡作用。

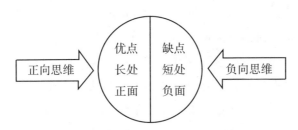

图 2-1　正向思维与负向思维看事物角度

（二）负向思维模式

负向思维模式是从消极悲观的、负面的角度看问题、看待事物、评价事物的思维方式，也是过度防卫式的思维方式（图 2-1）。例如：新冠病毒流行时，有人把严格管理人员流动说成是侵犯人权（严格管理有益于快速控制疫情是正向思维）；某明星捐了 10 万元，认为其太抠了，不能原谅（认为虽然与捐献 100 万、1000 万元的明星比少了点，但与没捐款的比，献爱心就很值得点赞是正向思维）；认为别人捐钱给灾区是作秀（认为其有爱心是正向思维）；别人给自己送礼，认为送得少是太小气，瞧不起自己；工作一段时间想辞职，领导不批准，认为是故意刁难自己，如果领导二话不说就立即批准，认为领导一点都没有挽留自己是瞧不起自己。这些都是负向思维。如果都是用负向思维来判断事物，就是负向思维模式。这种思维模式也不是完全错误，因为不相信别人而轻易不会被骗，小心谨慎而不容易失败，但是也因不敢干大事，不容易获得成功。

（三）负向与正向思维的结合

单纯正向思维模式容易缺乏防卫而出现失败、挫折，单纯负向思维模式则由于防卫过度容易一事无成、心情沮丧甚至患心理疾病。正向思维和负向思维的有机结合、灵活运用才能有效避免过分偏激所导致的缺陷。

三、顺向与逆向思维

（一）顺向思维

顺向思维是人类用得最多的思维模式，是借助思维的惯性来思考问题，顺着事物的发展方向去思考，去解决生活、工作、学习中遇到的困难、问题的思维方法（图2-2）。例如有病就要治病、休息；想多赚钱就减少成本，产品卖高价；遇事好紧张就回避，设法少遇事；见人就脸红那就少见人；一道题解不开，就加把劲解题；被批评了就拼命推卸责任等。顺向思维在某种意义上可以说是一种解决问题的方法，但是很多时候这种思维方式不能解决问题，反而帮倒忙。例如，有病确实需要治疗，但是有时只是自己认为有病，其实没有器质性异常，这种情况到处求治，不但治不好，反而增加患者的疑虑，对治疗不利；制造产品成本少了，质量可能出问题，产品卖高价卖不出去，反而积压资金；怕紧张就回避反而更怕紧张了；怕脸红就少见人，以后就更不敢见人了；考试时解不开的题还使劲解，花费大量时间，结果这道题不一定解得出来，会做的题也没时间做了，反而成绩下降；被批评时推卸责任反而使领导更生气，对自己意见更大等。所以有些情况下顺向思维处理问题的结果不一定好。

（二）逆向思维

逆向思维就是从与常规思路相反的方向进行思考，从事物的反面去思考问题的思维方法（图2-2）。例如，自己虽然感觉有严重疾病，但检查确定并没有器质性疾病，于是不再治疗自己的病症，不再休息，该干什么就干什么；卖商品想多赚钱，反而把商品价格卖得比较便宜，结果薄利多销，赚了钱；遇事好紧张，但是不回避，该怎么办事还怎么办，结果慢慢就习惯了；原来在其他人面前脸红，但是不当回事，每次都这样，慢慢就不在乎了；考试时遇到不会做的题就放在一边，把会做的题全部答完，没有因为这道不会做的题耽误更多时间而影响其他题目回答，反而分数很高；被批评了主动承担责任，反而受到别人的谅解。逆向思维模式往往是后天习得的，所以很多人由于阅历、教育、环境等因素，缺少这种思维模式，因此生活中会遇到很多无法解决的困难、问题、挫折。常规的顺向思维难以解决的问题，反过来用逆向思维却能够意外解决。

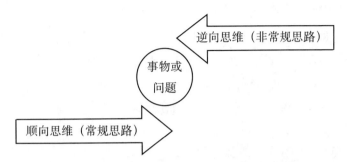

图2-2　逆向思维解决问题与顺向思维的思路相反

（三）顺向与逆向思维结合

是顺向思维好还是逆向思维好，其实这没有定论。在某些情况下顺向思维比较好，在某些情况下逆向思维比较好，各有千秋，因此要具体情况具体分析、具体对待。拘泥于某种思维模式，不能灵活运用这些思维模式，那么就常常会被困难、烦恼、失败、挫折所困扰，甚至容易患病。如果能够灵活运用这些思维模式，不拘一格，那么常会收到意想不到的效果。不拘泥于固定的思维模式反而能够灵活地解决生活、工作、学习中困难的事例非常多见。

四、正向与负向情感

（一）正向情感（积极情绪）

关注正面信息、积极行动产生的具有积极作用的情感都称为正向情感（图2-3），如热情、高兴、幸福感、愉快、欢乐、感谢、同情等。精神健康的人往往正向情感占主流，因此无论贫富、地位高低、年纪大小，其情感的主要取向都是正向的，很少为负向情感所烦恼。

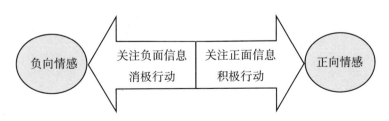

图2-3　积极或消极行动产生正向或负向情感

（二）负向情感（消极情绪）

关注负面信息、消极行动产生的具有消极作用的情感称为负向情感（图2-3），如忧愁、悲伤、焦虑、恐惧、烦恼、愤怒等。而精神不健康的人，即使遇到好事、取得好成绩也很少流露正向情感，而生活中遇到负面、消极、失败的事时，更容易产生负向情感，烦恼、痛苦就比较多。

（三）正向与负向情感的灵活运用

大多数的时候正向情感应该占主要地位，这时如果出现莫名其妙的、无明显理由的负向情感，则可能是病态，而到了该悲伤、愤怒时却出现没有理由的高兴、欢笑，那也是不合时宜的，可能也是不正常。两者有机结合，适宜的时机表现相应的情感，是人的心理活动正常的一个重要标志。

五、正向与负向行动

（一）正向行动（积极行为）

围绕生的欲望行动，对人对己，对家庭、亲友，对工作、社会具有建设性意义的行动称为正向行动（图2-4）。围绕生的欲望的行动往往是正向行动，获得正的精神能量，产生正的精神力量有益于从事正向行动，如工作、学习、家务、娱乐、体育活动等。

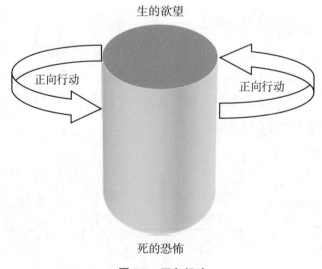

图2-4　正向行动

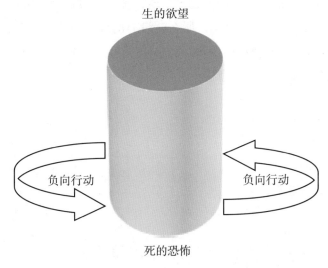

（二）负向行动（消极行为）

围绕死的恐怖行动，对人对己，对家庭、亲友，对工作、社会具有负面影响的行动称为负向行动（图 2-5）。围绕死的恐怖的行动往往是负向行动，获得负的精神能量支持，产生负的精神力量，如做坏事、懒惰、没礼貌、随地吐痰、乱扔脏物、暴饮暴食、破罐子破摔、违反道德、违法等。

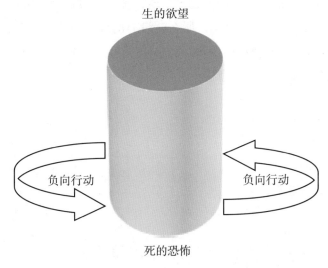

图 2-5　负向行动

六、由大到小和由小到小的做事模式

（一）由大到小的做事模式

世间万物是有大小之分的。人生就像一个容器，这个容器可以容纳小于它的大小的各种东西，但是如果选择先放满了小的东西，比如放满了芝麻，就会无法加入大的东西（比如乒乓球），而选择先放入大的东西，其实还可以适当放入小的东西。做事也是一样，小事做得太多了，特别是有些小事没有一点意义，如终日关注别人的眼神、看法，怕这怕那，担心这担心那，计较来计较去，时间、精力都花到这些方面去了，就没有时间和精力去做大事了，所以一生都碌碌无为，看看人家过得那么好，又有名又有利，看看自己什么都不是，悲观、沮丧油然而生。所以人做事要分清大小、主次、轻重，从大到小有序进行，分不清这一点就可能导致生活上迷茫、行动上盲目，如果把大部分时间和精力放在大事上，就会有所成就，比较顺利，而小事也可以有序插入，生活相对完整（图 2-6）。

（二）由小到小的做事模式

该模式是指做事不分大小，把大部分时间和精力都放在一些没有什么意义的小事或者可做可不做的事情上（图2-7）。比如特别在意身体一些小的不适、毛病，而对健康相关的大问题并不关心；在意一些事物枝节问题，而对这些事物的主要问题搞不清，也不想搞清；天天在小事上观察、思考、打转，而对工作、生活、学习、婚姻、家庭等重大的问题搞不清，甚至一塌糊涂。从一个小事转到另一个小事，斤斤计较，钻牛角尖，那么就没有时间顾及大事，没有时间顾及健康，没有时间好好工作，没有时间顾及怎样好好生活，这一辈子都平平庸庸、一无所获，甚至在疾病或痛苦中挣扎。

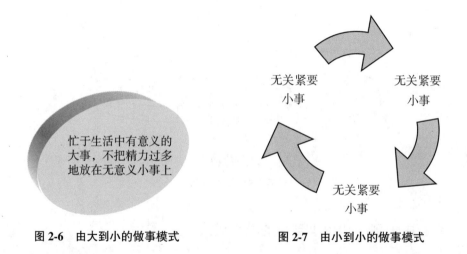

忙于生活中有意义的大事，不把精力过多地放在无意义小事上

无关紧要小事

无关紧要小事

无关紧要小事

图 2-6　由大到小的做事模式　　　　图 2-7　由小到小的做事模式

七、有为与无为

（一）有为

拿得起，有所作为，做该做的事，围绕自己树立的正确目标去行事，但也包括自认为是正确的，实际上是无意义的甚至是错误的行为。如纠结一些无意义的小事（钻牛角尖）；总是后悔、总是回忆往事而耽误眼前的工作、学习、生活；对已经无法挽回的事仍然试图改变，不惜忽视和放弃工作、学习、正常生活，即使多少个月或多少年白白过去了也不醒悟。比如单恋一个漂亮女孩，人家已经明确表示不爱自己了，都结婚生子了，仍然等待十几年、几十年，不能过正常的生活，试图通过自己的执着创造奇迹。其实很多人分不清哪些事需要有为，哪些事

不需要有为，不该有为的时候有为则画蛇添足、多此一举，也可以称之为妄为。比如某工厂的一些制度有问题，工人散漫，工作效率极低，领导大胆改革制度（有为），使工厂面貌焕然一新，业绩不断提升，领导也因此升迁。后一任工厂领导为了取得新的业绩，显示自己的领导能力，又把制度重新改革了一次（以为是有为），结果效果不好，反而出现倒退，这就是妄为。

（二）无为

由于自然趋势的需要，或者没有办法改变某些事实，那么只有放下对这种事的作为，顺其自然，为所当为，反而对处理事物更有利。这就是无为胜过有为。老子谓之"无为而治""无为而无不为"。古代三国时期，诸葛亮所运用的"空城计""草船借箭"都是无为胜有为的经典范例。另一种无为是不妄为，该做的事做了，而不夸张地做、不做多余的事。一个孩子流鼻涕、咳嗽，医生诊断为感冒，按照医嘱服点感冒药（几元钱），多喝开水，喝点姜汤，继续上学，什么影响也没有，1周左右就好了（对于过度医疗来说，这是一种无为，即简单恰当处理，继续为所当为）。另一孩子也是流鼻涕、咳嗽，医生诊断为感冒，可是家长强烈要求住院，全面检查，要求住最高级的病房，结果小病大治，住院10天，没有比常规治疗提前治愈，多花了很多钱，耽误了孩子的学业。这就不是无为而是以为是有为、其实是妄为的结果。所以无为的含义里还包括不妄为。

（三）有为与无为的有机结合

有为与无为两者缺一不可。前者几乎人人都知，而后者却不是谁都会，是需要学习的一种思维模式。两者能够有机地结合，则可以在解决问题方面提高能力。其实有些心理异常或者人际关系问题也可以理解为解决问题能力的欠缺，如果能够将有为与无为完美结合，那么解决问题的能力一定会大大提高。比如对待一次大的挫折和失败后的痛苦，有为的对待方式就是不愿承认失败、委屈、怨恨、后悔等，而无为的对待方式是失败就失败，难过就难过，不予理睬失败的痛苦，让失败的痛苦顺其自然，因为痛苦是失败所应该有的正常情感反应，对于正常的反应没有必要在意，而是去及时总结失败的原因，及时弥补自己的不足，那么这次失败就会为今后成功奠定基础，这种对待失败、痛苦的无为处理方式比有为的处理方式更好。

八、为所当为与为所欲为

（一）为所当为

人们生活中大多数行为都是有目的的，为了实现生活中或者人生的目标，去做该做的事情，即使当前要做的事情不一定是十分想做的，或者不是心甘情愿想做的事，但是由于十分需要和必要，也能尽心尽力地去做，这就是为所当为。比如工作、学习、交友、家务、运动等。

（二）为所欲为

为所欲为与为所当为只有一字之差，但是意义相反，是不顾忌任何有害的、不利的、不道德的、违法的等因素，不考虑所做的事情会出现什么后果，想要做什么就得做什么，否则就难过，无法安宁，比如放弃求生活的工作学习去满足自己玩乐的欲求、逃学、欺负人、不顾经济实力高消费等。

九、狂热与被束缚

这是思想和行为方面的两个极端状态。

（一）狂热

狂热和热衷有相似之处，但是狂热比热衷的程度强许多倍。狂热使人的注意焦点聚集于一个问题点或一件事或一个事业，整个精神活动都被这件事占据，往往容易忽略其他，而在事后或若干年后才感到那件事情或那个时期太疯狂、太狂热了。狂热可能是某个人、集体、组织、集团、民族的行动围绕着某个注意的焦点展开，而对注意的焦点以外的事情往往容易忽略，以至于做了比较荒唐甚至是可怕的事情却浑然不知或不以为然，还固执地围绕着关注的焦点去做事，关注的事或事业可能迅猛发展，势不可挡，但是被忽略的事情可能是事后难以弥补的。狂热往往是使人兴奋、愉快的，身体社会功能不是减退，而是增强。狂热者所做出来的事情，往往令人惊讶，甚至使人震惊。这种狂热的力量一旦汇集起来，气势如虹，势不可挡，往往可以发生惊天动地的事情。狂热力量一旦方向错误，可能会有惊人的破坏力，比如世界范围的侵略战争，发起国为了实现自己的战略野心，动员一切宣传机器使整个国家为之振奋、沸腾，不顾一切地去杀戮、疯狂扩张、掠夺，这股狂热的力量确实一时创造了很多战争"奇迹"。发起国在很短的时间内横扫各国，大有瓜分世界之势，但也是狂热的力量使战争对被侵略国犯下许多不可饶恕的、令人发指的罪行。狂热者对于注意焦点以外的一切，比如人性、伦理、道德、良心、失败统统忽视，因此才做出了许多非理性、不人道的行为。

（二）被束缚

被束缚是人被某种思想、观念、不良体验、不适感觉所束缚的一种状态。这种状态的一个突出特点就是，注意被固着于某种思想、观念、不良体验、不适感觉上面，难以自拔。就是说注意是强迫性地被固着于上述地方，明知不该这样，但是往往控制不住地不由自主地关注上述侧面，好像自己作不了自己的主一样。由于注意固着于此，精神能量随之而来，所以每天大部分时间都在想这件事，做与此相关的事，而其他的事做不下去、听不下去、想不下去，以至于影响生活、工作、学习、人际关系。就是说被束缚的状态就是被某种事情缠住了一样，放不下、脱不开了，鬼使神差般地去想去做、去痛苦。被束缚就像与狂热相反的另一极端，为此而不懈地努力去消除烦恼，然而烦恼却越消除越多，被束缚越陷越深。

十、热衷与拘泥

这是两种相反的思想倾向。思想围绕一件事不能展开也不能放下的状态称为拘泥。如用同一种思路解决问题，用同一种方法做某件事情，即使解决不了，即使事情做不下去也不改变思路和方法等。这种拘泥的思维模式限制了人的思维，限制了事物的发展、进步。与之相反，热心做某事，把更多的时间和精力投入到某件事情上去，称为热衷。

（一）热衷

很多人热衷于做某种事情，而另一些人热衷于做另一种事情，虽然热衷的事情不同，但是多数情况下由于热衷使人更加积极地做事，才使被热衷的事做得更好。就是说热衷做某事是对这件事有积极的意义，虽然热衷于做某事但还能够不影响生活、工作、学习等其他的事情，比如热衷于工作、热衷于打篮球、热衷于旅游、热衷于助人为乐等。有些事对于本人来说可能是好事，但是对于另外的人来说可能是坏事，这种情况下热衷的事可能就具有消极意义。比如过于热衷打麻将，麻将可能会打得很好，个人也很快乐，但是对于个人前途、事业、家庭往往是件坏事，有的发展成狂热地打麻将，因而影响个人前途、事业发展、家庭幸福。

（二）拘泥

拘泥在字典中的意思是固执地做某事而不知变通，一旦做起某事，不管遇到什么情况都执着、不肯放下。这种情况与被束缚有相似之处，但程度不如被束缚严重。包括拘泥于做事时的某种形式；拘泥于某种固定的做事模式而不能灵活运用各种方法去办事；拘泥于某种旧的理念或思想而很难接受新的观点、新的事物等。拘泥会限制人的注意的广度，使思维的灵活性受到影响。

十一、正向与负向精神交互作用

（一）正向精神交互作用

在某种契机下，某种感觉或观念引起了某人的注意，注意和感觉或观念交互作用，其结果是注意与感觉或观念互相加强，这一过程就是精神交互作用。如果精神交互作用的结果是好事可以称之为正向精神交互作用，如越想越高兴、越想越美、越吃越香、越看越爱看、越看越喜欢、越干越起劲等。由此产生正性的情绪，形成一些行为模式和习惯。

（二）负向精神交互作用

在某种契机下，某种不适或痛苦的感觉或观念引起了某人的注意，注意与感觉或观念的精神交互作用，其结果是注意与感觉或观念互相加强，这一过程也是精神交互作用。如果精神交互作用的结果是坏事，可以称之为负向精神交互作用，如越想越怕、越想越憋屈、越想越着急、越看越闹心、越听越心烦、越想越不放心等。神经症发病中的精神交互作用其实就是负向精神交互作用。

十二、内向与外向性格

（一）内向性格

很少与别人交往，少语，不善表达，不爱活动，表情也少，沉闷，不活跃，兴趣爱好少等。

（二）外向性格

与内向性格相对，话多，愿与人交往，活动多，表情丰富，开朗，活跃，易急躁。

十三、注重与轻视

（一）注重

注重即注意和重视某事物，把很多精力和精神能量都投入到关注和重视的事物上，例如有人注重金钱，有人注重名誉，有人注重事业，有人注重爱情。如果注重做的事方向是对的，那么就会发财、出名、事业成功等，如果注重做的事方向错了，那么就可能发生各种自己不愿接受的结果。例如注重吃喝玩乐，工作、事业就可能受到影响。

（二）轻视

由于注重需要精神能量，而精神能量是有限的，所以注重一方面事物的同时往往就会轻视另一或另几方面事物。如注重金钱的人可能轻视自己身体健康而拼命赚钱，不顾过劳；注重名誉的人可能轻视自己的利益，不在乎自己的物质得失；注重事业的人可能轻视家庭、亲友，总加班，或把工作带回家，而很少干家务活等；注重药物副作用而轻视服药治疗作用，结果耽误疾病治疗；注重卫生，轻视精神健康，整天过度地不停地打扫卫生，然后不许别人碰家里任何东西，容易影响工作、生活、人际关系和情绪，自然影响精神健康。

十四、高度注重与忽视

（一）高度注重

高度注重某事物，可能把大部分时间、精力和精神能量投入到高度注重的某些事物上。如果高度注重做的事是对的，全力以赴地将精力投入其中，就更容易成功，容易获得了不起的成绩，所以高度注重是做大事的必需条件。但是高度注重之前一定首先辨明方向，一旦高度注重做的事方向是错的，也容易失败。如注意休息是非常需要的，但是有人高度注重休息，把休息看得最大、最重，把大部分时间和精力用在休息上，所以每天大部分时间什么也不干，不是坐着就是躺着，结果反而越来越没有力气，白天休息多了，晚上又会睡不着。这种睡不好，没有力气的状态容易使情绪受到影响。

（二）忽视

由于高度注重某事物，大部分时间、精力和精神能量被占用，就容易忽视其他事物，比如有的高度注重名誉的人，为了名誉方面不被损害，可能连生命都会忽视，甚至是自杀；有的高度注重钱财的人，可能为了得到钱财而忽视道德、法律等。高度注重某事的人往往看不到忽视带来的问题和损失。而如果发现某人明显忽视某事时可以推测其可能有特别高度注重的事物。有些事物不是愿意忽视的，而可能是过度注重某事而不自主地忽略了另外一些事产生的结果，如某高中生非常重视自己的身体健康，对身体一点不适、疲劳都不能接受，反复要求检查和治疗，对于父母、医生的劝说无动于衷（忽视），对于自己好不容易考上的重点高中也不珍惜了，动不动就不上学，好像忘记了当初自己是多么渴望好好读书考上好大学。

十五、狂妄与卑微

（一）狂妄

狂妄指极端自高自大，十分嚣张，目中无人，行动鲁莽，不顾一切。此时往往注意狭窄，高度关注自己的一个观点或一个目标，认为此时自己的观点是无比强大，而自己以外的一切是极端的渺小，所以狂妄时会目空一切，认为自己可以高于一切、为所欲为。如认为自己天下无敌，不把任何人、任何势力放在眼里。

（二）卑微

卑微与狂妄相反，胆小，过度谦虚、渺小，感觉谁都比自己强，行动谨小慎微，瞻前顾后，遇事把困难看得过大，认为自己比谁都差。

十六、执着与散漫

（一）执着

思想比较集中地关注并坚信自己某个信念、观念、观点或想法是绝对正确的，或坚信别人是绝对错误的，一直围绕自己的信念、观念、观点或想法而行动，往往听不进去任何人的意见，直至成功或失败一直坚持，或者直到失败也不放弃、不悔改。其执着的事情可能是正确的，也可能是错误的，或者眼前看是正确的，长远的观点来看可能是错误的。

（二）散漫

思想从不比较集中地关注什么信念、观念、观点，没有什么执念，生活没有目标，干什么都是漫不经心、三心二意、不能持久，往往一事无成，与执着完全相反。

十七、疯狂与理智

（一）疯狂

为了己方利益或实现己方某个目标，不顾道德、人伦、法律、法规，甚至没有任何顾忌和毫无底线地做事，比如侵略、杀人、放火、强奸、掠夺等行动。

（二）理智

办事顾全大局，考虑周到，权衡利弊，精细考虑，智慧、巧妙处事，

十八、思想左倾与右倾

（一）思想左倾

思想左倾是一贯过于激进的思想，并按照此思想指导行动，一贯为了某一目标不顾自身或己方各方面条件、能力的限制，不顾为此需要付出多大代价，不惜去做力所不能及的事情和得不偿失的事情。

（二）思想右倾

思想右倾是一贯过于保守的思想，并按照此思想做事，一贯为了自身或己方利益，不顾全局，看不到这样保守会带来什么不良后果，固执地保守下去。

十九、人的表象与本性

（一）人的表象

人经过长期的学习、生活、工作、人际交往，逐渐树立起来具有个人特征的表象，而且随着年龄的增长，人的外表和着装、一言一行一举一动都符合道德修养，显得有素质，有教养；即使是没有文化的人，在外人面前也相对比在家时显得有礼貌些，有时两口子在家吵架吵得很凶，可是单位同事突然到家串门，两口子一下子停止吵架，端茶倒水甚至做饭招待客人，宛如刚才根本就没有吵过架一

样；在外人面前，在学校、工作单位、社交场合表现出彬彬有礼、有节制、顺从道德规范、处事得体等。在社会环境下，人的思想、行为、情感往往需要迎合其环境，多数人能够迎合环境需要，所作所为符合在工作单位、学校、社交场合社会人应该具有的礼仪、人际交往、道德规范。这种表象建立得越好，其越容易适应社会，容易在社会生存，相反则很难适应社会。当然这些表象的好坏有程度之分，与受教育水平、成长环境、父母教育等因素有关。

（二）人的本性

人的本性是既有善良、淳朴、柔弱、敬老爱幼、爱亲人、勤劳节俭的一面，又有凶残、狠毒、狡猾的一面（面对敌人、仇人或面对其他生物时）。低级的本性是贪财、自私、好色、好享乐等。人的本性是人生存、种族延续的需要，有些人把本性的某一面特别是低级本性掩饰得很好，有些人稍一相处其低级本性的一面暴露无遗。低级本性的外显程度与受教育程度、修养、成长环境的影响等因素有关。但是人过于重视满足自己的本性，则容易做错事。

第二节　精神活动主导理论

精神活动的范围很广泛，主要包括认知活动、情感活动、意志、行为。正常情况下认知活动占整个精神活动的主导地位，更具体地说认知活动主要主宰人的行为，换句话说思维主宰人的一切活动或行为。认知活动还影响人的情感和意志。通过认知活动的感觉、知觉、记忆、思维、想象的协调工作，人去认识事物，得出对事物认识的结论（狭义地说是思维判断的结论），与此同时产生情感反应，认识活动的结论和由此产生的情感反应这两者往往可以影响和主宰人的行为。正常人的行为活动理论上说完全应该是由认知活动、思维判断来指导，但是人是高级动物，情感极其丰富，人的情感极其容易影响人的思维判断，甚至有的人思想和行动不同程度被情感所主宰着。这种情感主宰行为有时并没有错，或者没有对错之分，但很多情况下是不够正确的，但本人未必知晓。人与生俱来就具有七情：喜、怒、忧、思、悲、恐、惊。生长过程中这些情感不断地影响着人的各种行为，情感对人有好的影响，使人知道善恶、好坏，躲避危险，知道追求幸福、理想，知道对敌人愤怒，对朋友友爱等，情感对人也有坏的影响，负性情感往往导致错误行为（行动），因此导致身心疾病。人自幼就习惯于凭喜好做事，逐渐养成了在很多情况下情绪占主导地位的一种倾向，同时逐渐养成认知主导行为的行为方式，比如吃药很苦、打针很痛，可是为了治病还是吃药、打针了，读书学习很累，还是坚持学习下去了。这样人就形成了两者主宰行为的方式，一种是认知主导行为，一种是情绪主导行为。

一、认知主导行为

认知活动包括感觉、知觉、记忆、思维、情感和受思维指挥的行为等。人脑接受外界信息，经过脑的加工处理，转换成心理活动，支配人的行为，这一过程就是认知过程。

认知主导行为就是人通过对事物的判断所采取的相应行动，这种认知和行动不一定百分百地正确，但是比未加思考或者凭感情或感觉就采取行动其结果的正确率应该高很多。正常人其认知活动应该占所有精神活动的主宰地位，因为一个人的前途、命运完全与其所作所为密切相关，勤劳、勇敢、善良、智慧都可以体现在行动上，一个人健康与否也与饮食习惯、脾气好坏有关，与运动习惯的有无也密切相关，所以以认知的结论主导行为极其重要。这种类型的人往往按照目的本位的原则做事，为了实现目的。人在大多数情况下，做任何事情都是有目的的，这些目的都是经过认真思考后决定的，为了实现这些目的，就要去做各种事情，在做事过程中不受情绪、感觉、环境、条件好坏的影响，即使吃苦、受累也能够克服困难，坚持积极行动。这样的人看起来生机勃勃，具有活力，常以社会性一面展示自己，也不容易患心理疾病。

二、情绪主导行为

情绪主导行为是以情绪、感觉的好坏主导自己做什么或不做什么事的一种状态。这在低等动物比较多见，人类也可见，但是人进入成年以后这种状态逐渐减少。人在婴幼儿时期往往思想还不成熟，判断事物、做事往往不会经过深思熟虑，大多根据自己的情绪、感觉（如饥饿）的需要来决定是哭还是笑，是睡觉还是不睡觉。父母也会根据自己对孩子需要的判断，去理解和满足孩子的感情和各种需求。孩子逐渐长大了一些以后，好恶更明确了，比较容易凭喜好去做事，如喜欢吃或者讨厌吃什么，喜欢以什么方式与人相处，喜欢做什么事，这种情绪主导行为的状态很多情况下会一直持续。随着年龄的增长，特别是到了成年以后，由于受到教育，以及遇到一些挫折得到教训等因素，人逐渐改善了一些情绪主导行为的情况，随着年龄的增长，认知主导行动（行为）逐渐增多，并逐渐占了主导地位。但是，很多正常人仍在一些特殊的方面或者特殊的情况下（比如生气、冲动、过于高兴、恋爱、悲伤、习惯行为时）会延续情绪主导行为的行动方式。比如男女两人一见钟情，只是第一次见面就陷入爱河，定下终身，这样情绪化的行动未必完全错误，也有很多可歌可泣的故事，但是也有由于过于草率，导致终身遗憾的情况。这种情绪主导行为的行为方式直到老年仍保留下来，如喜欢抽多少烟就抽多少烟，想喝多少酒就喝多少酒，想发脾气就发脾气，喜欢某异性就去设法接近，不考虑这种行为会不会影响身体健康、人际关系、家庭、社会道德等。这种情绪主导行为的行为方式延续就是情绪本位。它更极端，很难改变，很可能影响人的身心健康、人际关系、工作生活，随后进一步影响情绪。

第三节 精神能量理论

一切生命活动都需要能量，如物质代谢的合成和分解、肌肉收缩、腺体分泌、器官活动等都需要能量，那么精神活动也不例外地需要精神能量。用于精神活动的能量称为精神能量，这些能量主要来源于食物、空气、水。精神能量确实存在于人的身体里，具体说存在于人的脑内，人的一切精神活动都在不知不觉中消耗着精神能量，每天摄取的食物、水、空气又在制造和补充精神能量，周而复始，直至生命的尽头。每个人都有自己的精神能量，有人用它进行了发明创造，改变了世界，改变了历史，也改变了自己；有人用它工作、生活，使自己和家庭幸福、美满；而有人白白浪费精神能量，沉迷于醉生梦死，生活得毫无意义；有人精神能量都用于偷鸡摸狗，害人害己；还有人精神能量全部用于关注外界和身体内部的所有负面信息，为此郁闷、愤慨。所以当我们为种种事情而烦恼、郁闷、痛苦时，我们有必要追寻我们每天的精神能量或者说精力投入到了哪里，那么我们就不难找出，这些我们不愿接受的恶果原来是精神能量投错了方向。

一、人体精神能量分布

正常人体的能量是按需分配的，哪里最需要能量，哪里分配的血液供应就会相应增加，于是相应的能量供应也就随之增加，然而脑的能量分布也许就不那么简单了。人的精神活动十分复杂，那么它们的能量分配形式是怎样的呢？生理学家、心理学家都有不同的解释。精神活动消耗精神能量来供给脑组织和神经系统从而支配着身体活动、语言、歌唱、写作、情感、感觉、意志、记忆等，精神能量优先分布在当前最需要的地方，就是说当前正在进行的精神活动能量分配最多。而与此同时，其他与当前精神活动关系不大的脑组织的精神能量供应就会相对减少，以保证当前正在进行的精神活动顺利进行而不受其他精神活动的影响。能量可以做功，精神能量也应该如此，但是人的精神活动极其复杂，做功的形式也很难分类。如果用一个简单的方法，把人的这些行动、情感、感觉用方向来定位，分为正的和负的，那么精神能量消耗的去向就比较容易理解了。

（一）正向精神能量

消耗在正向行为、情感、感觉、思维的精神能量可以称为正向精神能量。正向精神能量付出以后往往能够获得有价值的东西。比如通过劳动、工作付出体力和精力的同时获得产品、金钱、荣誉、成功、赞赏、幸福感、愉快感等；通过不断运动获得强壮体魄，获得别人的赞赏、钦佩；通过不断训练，获得各种技能；通过不断学习，获得丰富的知识；通过连续实践，获得各种宝贵的经验；通过艰苦磨炼，获得坚强的意志；通过游览美景感到身心愉快；做好事可以受到表扬，留下好名声或得到报答。就是说精神能量消耗在正向思维、行动、情感方面，多数情况下就可以获得物质财富、精神快乐，获得积极意义的成果。人是高级动物，精神活动比较复杂，精神能量消耗在正向思维、情感，有时只是近期取得积极意义的结果，远期却取得负的、消极的结果。对待任何问题都看得太简单、乐观、太美好这是正向思维，所产生的情感反应也是正向情感，也许一时会产生积极意义的结果，但其远期结果可能反而很糟糕、很失败。比如对身体健康过于自信、乐观，身体有不适反应也不在意，仍然不改变以往不健康的生活习惯，若干年后可能造成严重后果，悔之晚矣；还有投资时过于乐观，有时不但没有发财反而破产，结果负债累累。

（二）负向精神能量

消耗在负向行为、情感、思维、拘泥、被束缚等方面的精神能量可以称为负向精神能量。精神能量被消耗在负向行动、思维、情感、被束缚、拘泥以后，往往不仅不能收获物质财富、精神力量，还会产生对人的负面、消极的影响，比如产生严重的焦虑、恐惧、强迫、愤怒、痛苦、烦恼、仇恨、冲动、犯罪行为等。就是说负向精神能量消耗在负向行动、情感方面往往获得对人具有消极意义的不良的结果。但有时也可能不是这样，比如产生对敌人的仇恨，虽然理论上说也是负向的情感，消耗负向精神能量，有消极意义，容易产生冲动行为，导致不良后果，但也有积极意义，即产生为消灭敌人而勇往直前的英雄行为。

二、精神能量的特征

（一）精神能量的储存

精神能量存在于大脑；具有能量的特征，有传递性；可以传递到需要精神能量的脑组织；具有可转化性；遵循能量守恒定律；可以做功。

（二）精神能量的产生和消耗

精神能量会在各种复杂的精神活动中被消耗，身体活动也需要精神活动的指挥，也需要精神能量的供应，人通过食物、空气、水等的转化作用重新获得足够的精神能量，周而复始。

（三）精神能量的去向

精神能量与情绪、思维、意识、注意、记忆、意志等精神活动关联紧密，它不断消耗在这些精神活动之中，有了足够的精神能量，人才可以意识清楚，记忆良好，思维清晰，保持一定时间内的注意集中，但是如果精神能量被大量使用到一些没有意义的方面，比如无谓的恐惧、杞人忧天等，与此关系不大的其他精神活动由于得到精神能量较少，活动运行受到影响，可能导致恐惧、担忧以外的记忆的保持受到阻碍，思维的清晰、执行正确事物的坚定意志等受到影响；精神能量与行为活动的关系也很密切，因为人的任何行动或行为都是受到思维指挥的。精神能量根据需要源源不断地向完成上述功能的组织区域分布，一旦上述某个心理功能出现了问题，比如行为、情感等出现了问题，会导致精神能量异常分布，从而可能影响其他精神活动的正常进行，结果可能影响整个精神活动的正常进行。比如一个人遇到亲人死亡，产生极其悲伤的负性情感，精神能量向负性情感聚集，那么其他精神活动一定会受到影响，导致短期内无心做事、不愿参加社交活动、娱乐活动，控制不住地悲伤、哭泣，痛苦等。

（四）精神能量与注意的关联

人的注意对精神能量运行的方向有指引作用或者说精神能量总是跟随着人的注意的运行方向前进。当人的注意高度集中于某项事物时，精神能量也会集中于此，由于精神能量大量集中于此而使人的意志有时难以改变注意的方向。如失恋以后控制不住每天都想着旧恋人，无法自控；被领导批评了，很长时间都在想此事，无法自拔；亲人去世以后很久都无法忘怀等。

（五）精神能量的付出与收获

精神能量的消耗或付出可以产生精神力量，精神力量的使用可以获得物质利益和精神快乐，所以虽然我们没有过多去关注精神能量的去向，但是只要把关注的方向，确定在正常的工作、生活、理想、人际交往、有益的兴趣爱好等方面，我们就会从中获益，也就是说精神能量的付出会收获对自己有益的成果；相反，我们主要的关注方向是负面的事物，即在工作、生活、理想、人际交往等方面出现的负面事件、负面言语、负面感觉等，那么精神能量就会向负面信息的方向倾斜，其结果可以产生负性情感。这种情感的爆发其结果给自己和别人造成不同程度的烦恼和痛苦。但是人往往对于精神能量的消耗是不加以关注的，所以即使很快乐或者很痛苦，也不知其所以然，就是说不知道过多的精神能量倾注在快乐或痛苦才是这些情感非常鲜明的真正原因。其实人并不是越快乐就越好，当然也不是越痛苦就越不好，乐极会生悲，苦尽会甘来，所以没有必要对喜事过喜，或者为某些事情过悲。

（六）精神能量的机动性

正常人的精神能量具有机动性，可以随着思维、注意、行动、情感的转移而转移，为这些精神活动提供能量、动力。如果精神能量的机动性出现了障碍，那么就会影响其生活、工作、学习、社交的正常进行。比如精神活动完全被恐惧或者悲伤、忧愁所占领，精神能量也大部分聚集在此，那么恐惧或者悲伤、忧愁感就会不断被加强，而其他部分精神活动得不到精神能量支持，就会导致缺乏正向情感，缺乏正向行动，而导致情感的恐惧、忧郁，社会功能减退，不能正常生活、工作、学习。

（七）精神能量与精神力量

精神能量是支配人类的意识、思想、情感、注意、记忆、意志、行为活动等一切精神活动的动力，而精神力量是精神能量付出后产生的精神方面的推动力。精神力量不仅可以从精神能量中获得，也可以从历史故事、现实生活中的一些感人的事迹、榜样中所获得，因为这些事迹和榜样吸引了人的关注，从而吸取和聚集了精神能量，进而获得精神力量，使人做事有了方向、干劲，精神力量有了用武之处。精神能量用在了正向思维、正向情感、正向行动方面，所产生的精神力量是正向的，精神力量所产生的是具有正面影响、具有建设性的利人或利己的结果。但是如果精神能量用在了负向思维、负向情感、负向行动方面，所产生的精神力量也是负向的，这种精神力量的消耗容易产生消极甚至是破坏性的结果，具有负面的、消极的影响。

三、精神能量的方向转换

人的主要精神能量往往跟随注意在运行，消耗在完成关注的事情的过程中，消耗在所进行的精神活动中。比如目前在学习英语，那么当前的精神能量消耗在学习英语上面，而下堂课学习化学，那么另一部分精神能量又转到了供应学习化学上面，如果最近经常胡思乱想，精神能量又会转到胡思乱想上面，而课堂上老师的讲课就会听不进去，注意无法集中可能是因为精神能量被分散到其他地方所致。抑郁症的患者，容易关注负性信息，经常为某些负性信息而心情沮丧，精神能量就会转到沮丧的情绪中，精神能量注入越多，心情越沮丧、越痛苦，越想排除心情沮丧和痛苦就越沮丧，就是说很难排除沮丧情绪，注意也很难向其他方面转移。如果患者能不去理睬和排除目前的沮丧心情，做眼前该做的事情，在做事当中，精神能量就会回到眼前做的事中来，这就改变了先前的自己控制不了自己注意的状况，慢慢地注意恢复到原有的状态。改变精神能量的运行方向是纠正上述烦恼的有效的方法。

第四节　精神活动的力学理论

一、精神活动的作用力与反作用力

在经典力学中有一个著名的牛顿第三定律：**当两个物体相互作用时，其相互之间的作用力大小相等、方向相反**。比如一拳打在墙上的作用力是 50 斤，其拳头所承受的反作用力也应该是 50 斤。在心理学方面两个事物之间如果相互作用以后也应该是存在作用力与反作用力的关系，虽然它们相互作用力不一定是绝对相等的，但起码是相近的。有时两事物之间作用以后会马上产生反作用力，而有时作用以后延迟产生反作用力。比如一个人无端被另一个人谩骂，他觉得打不过对方，当时没有反击，背后却散布那个人的负面言论。你对别人好，别人就可能会对你好，或者以后有机会就报答你，所谓善有善报；相反你对别人不好，无端地挑剔、指责，别人就可能对你也不好，将来有机会就可能会报复你。别人都不理你，说明你可能也不理睬别人，或者你犯了什么大错误，或者你在其他事情上做了坏事，也可能反作用导致别人都不理你。你打骂了别人，别人就可能会打骂或者用其他方式损害你、攻击你。你打骂别人越凶狠，你受到报复的可能性越大，所谓恶有恶报。当然这是理论上的推断，事实上可能有例外，可能是你越凶狠，别人越老实、服服帖帖，可是这都是暂时的，是表面上的现象，你留下了恶名，可能影响你找工作、找对象，影响你的前程，让你名声扫地、被革职，都可能是相应的报应（你对别人凶狠，其作用的反作用力所致）。所以在心理学领域，作者将力学的定律延伸为相对的精神活动的作用力与反作用力理论：**人的思想、情感、行为作用于人或事物就会产生相对应的作用或影响，其作用、收获或影响大小相近，作用方向相反**。仔细观察就会发现，人的行为（行为是精神活动的一部分）的影响往往不是孤立存在的，一个行动的出现，就可能有一个相对的行动或事物、作用产生。比如去想念去世的亲人或回想起被欺负的事情，马上就会感到悲伤或愤怒；去上班工作，就可能收到对应的报酬；某人被法院判刑了，反过来推测他（她）可能犯过什么罪行，犯的罪行越大，判的刑越严厉。某人越在意某一件事（好事或者坏事），越是围绕这件事在转，这件事就对此人影响越大；你经常性地喝酒越多，酒精对你的影响越大；你经常性地吃肉越多，高兴、舒服、满足的同时，高血脂、高血压、高血糖的危险越高，日积月累，患心脑血管病的可能性就越大。假如你总是负向思维去看待事物，用精神活动的作用与反作用理论来推测，你所看到、想到的负面的、消极的事物，反作用回来的结果往往是消极情感和消极行为增多；反过来说，如果你最近很悲伤、难过，说明是之前遇到导致你悲伤的事件，或者遇到失败、挫折。符合精神活动的作用力与反作用力定律的事例很多，其中对人们心理健康影响较大的事件举例如下。

（一）受容性低下和排斥力增强的作用力与反作用力

生活中一定存在压力、失败、挫折、躯体疾病或不适症状、心理症状（焦虑、紧张、郁闷、烦恼）等，对于这些负面事件越是不愿接受（或放不下）、越是排斥，产生的排斥作用力也会相对应地强烈，这种强烈的作用于不愿接受和放下的事件的作用力，导致的反作用力也会相对地很强烈。比如最亲的亲人的突然去世、挚爱的人的背叛、失恋、珍贵物品的丧失、被骗钱财等，没有人愿意接受这些事件。这种不接受或者受容性的低下有其程度差别，有的严重，有的轻微，这种差别就会导致对这些事件的排斥力的不同，那么所带来的反作用力导致的哀伤反应的强度和时间的长短也会不同。有人 10 年前失恋，10 年后还不能释怀，不能重新恋爱，甚至一生不结婚生子，不能正常工作和生活、进行人际交往，而有人只是短暂几星期、几个月不愉快；有人亲人去世后只是短时间悲伤，之后就走出来了，而有人十几年过去了仍然悲痛欲绝，终日以泪洗面，埋怨老天爷不公平，食欲、性欲减退，整天抱着亲人的遗物，喃喃自语，工作、生活能力下降。与其说这是应激的延迟哀伤，不如说是对负性事件的受容性低下或强烈排斥亲人去世导致的反作用力影响的结果。提高受容性，消除其不必要的作用力与反作用力是解决这个问题的重要方法。

（二）为所欲为的作用力与反作用力

人有很多本能，其中一种本能是想满足自己的各种欲望，比如想吃什么就吃，想吃多少就吃多少，想干什么工作就干，想考什么大学就考，想什么时候喝水就喝，想看什么书就看，想找什么样的对象就找等。人的这些欲望实现了就会快乐，做了对自己、对别人没有什么影响，是可以做的。可是有些欲望去实现了，对自己有影响，对周围有影响，比如婚外恋，影响自己家庭也影响对方家庭。无节制地喝酒，影响自己的健康；这样不深思熟虑所做的事情，属于一种

"为所欲为"，这样做事不一定每次都会出问题，但是经常这样做事就可能出现问题。其实只要是做事，就存在作用力与反作用力的问题。有些事情产生的作用力与反作用力，对个人或者他人没有什么不良影响，就不会引起注意，但不是所有事情都没有不良影响，有些人出现浑身不适症状，是因为他对本不该去关注的症状过度关注。如被批评了以后会难过，身体不舒服，其实改正错误就可以了，不需要关注批评后的难过和身体不舒服的反应，因为这是被批评后产生的反应，而一些人非要去关注这种难过的感觉（不需要做的事非要去做也属于为所欲为），而不是去改正错误，这样，错误引起的反作用力的结果会使被关注的难过反应扩大，导致更难过。

人不需要特意抑制自己不笑或不哭，该哭的时候自然会哭，该笑的时候自然会笑，但是有人在一些场合（比如面试，见到上级、异性等）故意去抑制自己，用咬嘴唇等方法让自己千万别笑（为所欲为），结果越抑制越紧张。其特意抑制笑的行为作用，产生的反作用结果影响了自己在这些场合正常发挥才能，导致连锁反应，会影响情绪。有些人想吃就吃，想睡就睡，想玩就玩，想生气就生气。这种为所欲为的行为，一定会反作用回来影响其前途、事业、生活、人际交往等，这些方面的负面影响又会作用于情绪，导致情绪改变。

（三）围绕死的恐怖行动的作用力与反作用力

人应该有生的欲望，也应该有死的恐怖，但是围绕前者还是后者来做事，其结果是不一样的，终日围绕死的恐怖行动，怕万一会突然死了、万一失败、万一被骗、万一患病似乎都有道理，但是围绕这些死的恐怖去做事，不敢这样、不敢那样，每日小心翼翼、如履薄冰，其反作用力的结果是什么事情都做不成，社会功能减退，恐惧也没有消除，反而更加重，这种结果没有人愿意接受，但是仍有许多人陷入其中不能自拔。

（四）精神拮抗的作用力与反作用力

当人受到表扬时，往往不是同时表扬自己，而是反过来说"不行不行""哪里哪里"；当人被无端谩骂时，往往会反过来指责对方或者心里会仇恨对方。这种作用与反作用的力度和方向往往是相对应的，所以当某人对某件事过度排斥或抵抗时，这件事对自己的影响也就越大。比如越是害怕在人多的场合抛头露面，遇到这种场合时的恐惧反应也会越大；越是不愿参加身体活动，或者每天的身体活动量越小，体力相对越弱。

（五）被束缚的作用力与反作用力

具有神经质的人，由于遇到某种特殊事件引起自己高度关注于此，越关注的话，对被关注对象的感觉就越增强，结果导致被束缚状态，其作用导致各种精神症状（恐惧、强迫、焦虑、抑郁等）的不断加重，比如越来越怕、越来越不安、越来越沮丧、越来越控制不住地想重复做某件事。这种精神交互作用的结果导致被束缚，被束缚作用反作用回来导致对这些精神症状（恐惧、不安、沮丧、失控等）的排斥，排斥不掉，排斥的作用又反作用回来就导致上述症状更加重，这样就更想排斥，恶性循环。

二、行动效率与行动力的关系

经典力学领域的牛顿第二定律：**物体加速度的大小与作用力成正比，跟物体的质量成反比**。在心理学方面，作者将其延伸为行动效率与行动力关系理论，即**行动效率与正确行动力成正比，与错误行动成反比**。在相同事件、单位时间、相同环境的情况下，为了做成一件事，在错误行动最少的前提下，正确行动的行动力越强，往往做事效率也越高，成功的概率越大；在行动力相同、单位时间的条件下，错误行动越多，办事效率可能越差，成功的概率越小。

以学生读书为例，在相同环境、相同班级、智力水平和身体健康状况基本一致、相同学习时间、学习方法没错误的条件下，学习越用功，进步越快，成绩越好。而学习越不用功、越懒惰（错误行动），那么行动效率越差，成绩也会越差。在环境、班级、智力水平和身体健康状况、学习时间等所有条件基本相同的情况下，学习成绩不好，进步慢，可以推测可能在学习方面的行动力不够，或者方法不对（错误行动），学生的行动力可能被其他事物分散，比如恋上游戏或恋上某异性，行动和时间分配发生变化（错误行动），成绩也会发生变化。以此类推，在工作、人际关系等方面，都可能与行动效率与行动力关系定律相关。

（一）成功定律

一件事的成功与否首先往往是与行动的正确性有关，对于一个正确的目标采取的正确的和积极的行动，而且有足够的行动力，容易使所做的事情成功，而对于正确的事行动力不足或采取消极的行动，就不容易成功，甚至容易失败。就是说，消极行动很难使所做的事情成功。若是采取错误的行动，那么肯定会导致所做的事情失败；若想所做的事情成功，只有采取积极、正确的行动，而且有足够的行动力，才可能成功。行动正确的前提下，行动力越强，行动效率就会越高，由此衍生出如下理论，正确行动越多，错误行动越少，越容易获得成功。所以当我们生活中经常失败或出现我们不想要的结果，这时去追溯以往做事的行为或方法是否正确，会发现可能是行动力不够强，行动不正确。

（二）失败定律

对于一个正确的目标采取了错误的行动，其错误的行动力越大，失败越快，相应的损失也会越大。比如想打败敌人，用错误的思想、错误的军事行动，不仅不能打败敌人，反而会被敌人打败；学生学习时，错误的方法用得越多，正确的方法就会相对用得越少，就很难取得优异的成绩；医生用错误的方法治疗患者，不仅治不好病，还可能出现失误导致患者病情加重甚至死亡。所以生活、工作、学习、人际交往中出现了挫折和失败，不仅仅与周围的环境客观因素有关，而且很可能与我们自己的错误行为较多和正确的行动少或行动力不足有关。了解了这一点，解决问题时就有了方向。

三、事物发展方向和速度理论

牛顿第一定律：**任何物体都保持静止或匀速直线运动的状态，直到受到其他物体的作用力迫使它改变这种状态为止。**这一理论在心理学方面，作者将其延伸为事物发展方向和速度理论：**任何事物在没有受到外力或人为作用的情况下，往往保持原有的运行状态和发展方向，按照原有的发展规律运行，而有足够内力或外力作用就可能改变事物原有的运行方向和速度。**一个健康的人，平时几乎不跑步，一次为了赶车，快跑了一会儿就感觉剧烈的心跳、气喘，心脏好像马上就要从嘴里跳出来一样，气也喘不过来了，他以为自己是有病了，于是到各大医院去检查身体，什么毛病都没有查出来。他又认为即使没有病也是跑步把心脏跑坏了，于是再也不敢跑步了，逐渐连走路也不敢了，慢慢连动也不敢了，吃了很多药也没有效果，因为他用人为的力量改变了自己的所有生活规律和生命运行轨迹。按照事物发展方向和速度理论推测，他此时已经改变了以往生命健康发展的方向，于是真的患病了，而且对于这种病的治疗，如果不改变其现在的生活规律和生命运行轨迹，就很难改变他现在的状态。人一旦患器质性疾病，没有任何干预的情况下，器质性疾病会不断加重；但有些人自我感觉好像是有病，其实没有器质性疾病，如果不去过分关注这种感觉，身体会按照自然规律、生命运行轨迹自然恢复原来正常状态。如果人对自己或事物的状态不满意，想改变它的现状，就一定要对此施加外力或人为的作用，做一些事情或实施一些行动才可以改变现状，比如觉得身体不够强壮，就要去健身；觉得自己不够富有，就要勤奋劳动或者创业；觉得自己现在学习成绩不够理想，就要从各个方面努力学习；觉得自己地位比较低就要积极进取、积极工作、努力学习、不断提高修养等，才可以改变原有的状态。

（一）消极行动与积极行动的转换

一个没有器质性发病因素的抑郁症患者，按照事物发展方向和发展速度理论推测，他（她）的行为和生活方式如果不加以任何改变和干预，他（她）的病情可能还是按照自己的规律发展下去，他（她）如果对自己的疾病状态不满意，就不应该继续原有的不良生活方式，就要改变消极行动，如改变不出门、不工作、不学习、不干家务而整日卧床等状态，转向积极的行动，从力所能及的事情做起，逐渐扩大行动范围，增加行动力度，逐渐提高行动效率，这样会有益于抑郁症状的改善。改变看事物总是看负面的思考模式，学会看事物正的、好的一面。森田疗法的目的也是促成这种行为方式、思考模式的转变，通过行为方式、思考模式的转变，改变精神能量运行方向，从而达到改变症状原有发展方向和进展速度，恢复正常生活状态的目的。

（二）情绪本位与目的本位的转换

很多抑郁症等心理疾病患者，都存在情绪本位的行为方式，以情绪或感觉的好坏去左右行为，以喜好左右行动，这样的行为方式容易出现失败和挫折，导致情绪改变，而情绪障碍一旦出现了，按照事物发展方向和速度理论推测，不去干预和改变原有的行为方式，它会按照原有状态继续运行和发展下去，给治疗带来困难，而这样发展的结果是我们不愿接受的，那么就要去把这种情绪本位的处事行为方式改变成目的本位的行为方式，即按照想要实现的目的和目标去安排自己的一切行动，为了实现自己的目标，不管心情或感觉好坏、不管喜好如何，不管敢还是不敢，都去为了实现目标而行动，这样才可能成功地实现自己的目标。森田疗法通过改变以往的行为方式和内容，从而把情绪本位改变为目的本位，这样以目的本位为指导思想的做事方法，在生活、工作、学习、人际交往中失败的几率减少，成功机会增加，减少了失败引起的负性情绪的机会，增加了成功带来的喜悦，对于情绪的改善起到促进作用。

（三）负性与正性思维、情感、行动模式的转换

如果一个人具有负性思维、情感、行动的模式，那么就很容易在一些负性事件和负性信息的作用下发生负性情绪，在这种情况下，一旦发生了情绪障碍，那么按照事物发展方向和速度理论来推测，不把负性思维、情感、行动模式转变为正性，那么原有的情绪障碍的状态很容易按照原有的状态发展下去，症状得不到改善，这也是我们难以接受的结果。森田疗法通过各种生活活动的训练，通过有建设性意义的行动，逐渐改变这种负性思维、情感、行动模式为主的行为模式。但是改变长期以来的这种负性思维、情感、行动模式是很难的事情，如果长期做到纠正了上述生活模式才有可能促进改善原有的情绪障碍。相反，如果正性的思维、情感、行动模式在某种特殊事件的作用下向另外一个方向转变，全部转向了负性，那么结果会怎样呢？这个人的生活状态、精神状态、行为方式的整体运行方向会发生转变，人就会变得消极、悲观、低沉，这种状态下，这也是符合事物发展方向和速度理论的，如果不加以任何形式的干预，这种状态就会继续发展下去。即使是用了一些药物，如果没有纠正行为模式，一旦药物中断或生活中出现一点风吹草动，上述症状还是会再次复发。

第五节　精神活动的条件反射理论

一、精神活动的无条件反射

在 19 世纪末，俄国生理学家巴甫洛夫通过研究狗产生唾液的方式，注意到狗在嚼吃食物时分泌大量的唾液。吃食物引起唾液分泌是一种本能的生理反应，称为无条件反射（图 2-8）。现实生活中类似的无条件反射随处可见，例如遇热就出汗、遇冷就发抖，获奖励就愉快，遇挫折就烦恼。这些都属于无条件反射，是

正常现象和本能的生理心理反应。

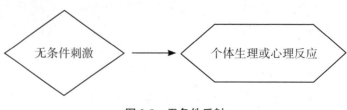

图 2-8　无条件反射

二、精神活动的强化作用

　　第一次铃声或味觉刺激与食物的同时出现不一定会引起动物的唾液分泌，需要反复多次的两者同时出现，只要满足两者（如铃声与烤肉）同时反复出现的条件，以后即使单独铃声刺激也可以引起动物唾液分泌，那么这种刺激同时重复出现使反应不断增强的过程就叫强化作用（图 2-9）。不仅生理现象有强化作用，心理活动也有强化作用。一件事反复述说多次以后就会在脑海里留下深刻记忆；一个人经过反复练习弹琴，闭上眼睛都可以弹琴。这都是反复强化的结果。

　　巴甫洛夫 1904 年因创建了条件反射学说获得诺贝尔奖，森田疗法 1920 年问世，森田正马受到过条件反射理论的影响。故森田疗法主张"不问症状"，就是不主动去反复关注症状，不反复网上搜索症状相关资料，不反复向别人述说症状，目的就是为了减少强化作用导致的症状加重，为治愈奠定基础。

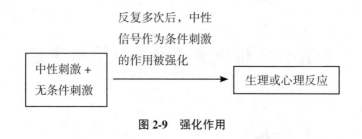

图 2-9　强化作用

三、精神活动的条件反射

　　将原来不能引起某一反应的刺激（中性刺激，如铃声、味道、视觉、语言信号），与另一个能引起反应的刺激（无条件刺激）同时反复呈现给动物，使中性刺激与无条件刺激建立联系，这样原本的中性刺激也和无条件刺激一样可以诱发本能的心理、生理反应（图 2-10）。如在吃过酸葡萄的人面前只是提起酸葡萄的话题，并没有真正给他吃酸葡萄，仍会引起唾液分泌，这就是条件反射。各种中性刺激与无条件刺激结合一段时间后，都可以形成条件反射。例如任何失败、挫折都会使人难过甚至痛苦，但是有些体验过失败痛苦的人，只要想起了失败，就开始痛苦了，这也是条件反射。

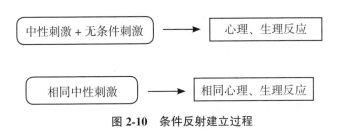

图 2-10　条件反射建立过程

四、条件反射的抑制

条件反射建立以后，如果多次只给中性刺激而不用无条件刺激加以强化，结果是条件反射的反应强度将逐渐减弱，最后消失（图 2-11）。例如，对以铃声为中性刺激加上食物而形成唾液分泌条件反射的狗，只给铃声，不给食物吃，多次以后，则铃声引起的唾液分泌量将逐渐减少，甚至完全不能引起分泌，出现条件反射的消退。精神活动中，负性事件作为无条件刺激会引起负性情绪反应，比如亲人出现意外事故，会产生悲伤反应；但是负性信息往往是与负性事件相关联的，所以负性信息也会作为负性条件刺激引起负性情绪反应。森田疗法提倡对于一些正常人也会有的症状，或对于已经无法改变的事实，采取接纳或者放下而不去关注的态度，顺其自然，为所当为，不再围绕死的恐怖行动，不围绕负性信息和情绪行动，做围绕生的欲望应该做的事（为所当为），这样一来，以往上述作为负性刺激的信息或事件就逐渐失去了条件刺激的作用，它的存在或出现不再引起对应的负性情绪反应，情绪会随着所做事情的成功而改变，变得高兴和愉快，那么负性信息得不到强化，就觉得关注负面信息没有意义，其原有的条件反射（负性信息导致负性情绪反应）就会减退乃至消失。

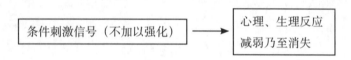

图 2-11　条件反射抑制

第六节　情感法则

一、情感的自然升降法则

对某种精神刺激、某些不愿接受的事实所引起的情感反应如果不特别在意，不有意加以干涉，而是任其自然发展，那么这种情感的发展往往像抛物线的形状一样，先是逐渐上升然后慢慢下降，随后便逐渐自然消失了。而越是关注、干涉、排斥精神刺激或不愿接受的事实，其对刺激的情感反应强度往往随时间的延长不仅不能逐渐减弱和消失，而且还会继续逐渐增强（图 2-12）。

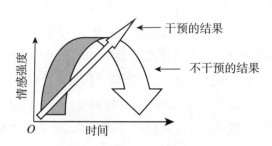

图 2-12　情感的自然升降法则

二、满足情感冲动可获短时平静

人的某种情感冲动一旦被满足了，相应的情感便会随之暂时平静下来，这是一条规律。很多人都在利用这条规律，不断地发泄自己的不良情绪，平复冲动。但是单靠满足冲动来平复情绪，如果不加以自我约束，不加强修养，不学会其他平复情绪冲动的方法，那么就容易出现反复冲动，形成一种反复发生以满足情感冲动来满足自己情绪的习惯，甚至形成一种性格倾向。例如在某种情况下发生愤怒的情感反应时，如果不加以抑制和转移，任其冲动发展，使其得以爆发和满足，暂时的平复相应的情感，可是事后不总结，不反省，就容易反复发生，影响人际关系，影响自己的情绪，也影响身心健康。

三、情感的习以为常

对某种感觉或情感一旦习惯了，那么对这种感觉或情感就会变得迟钝或没有什么感觉了。比如早上比平时早起床 1 小时，起初是很不习惯或很难受的，但是坚持下去、反复多次早起便逐渐习惯它了，以后便逐渐没有早起难受的感觉了。在生活中不可能只有快乐和好事，也会遇到痛苦和坏事，但是不管是多么痛苦，只要能忍耐住，反复多次以后也就习惯了，便不会感到那么痛苦了。如果父母总是不断地向孩子发脾气，孩子会对父母的发脾气慢慢习惯，逐渐就不那么在乎父母的愤怒、教训了，这样的教育往往会失败。

四、情感交互作用

随着某种刺激持续出现，会容易使人注意力关注在这种刺激及所产生的感觉或情感上，越是关注这种刺激所导致的感觉或情感，那么它就越强烈。例如，某人在蒙上眼睛的时候虽然看不到周围环境，不知被带到什么地方，但也没有恐慌的感觉，当眼罩被摘掉，发现自己站在十几层楼高的展望台上，脚下是透明的玻璃地板，可以透过玻璃看到地面的人只是一个小黑点，于是他越来越害怕，不敢走一步，死死地抓住旁边人的手，一动也不敢动，好不容易离开这个地方，以后再也不敢到这个地方来了。因为某种原因而恐慌时，恐慌就会引起关注，若还总想消除这种恐慌，则越是想消除恐慌，就越容易注意恐慌，恐慌的情绪反而增强。有些人在众人面前怯场，说话声音会发颤、脚会发抖，这时如果想控制自己不发抖，反而会更加胆怯，想要说的话反而说不清了。

五、新体验后的条件反射

某种新的强烈的反复多次的体验或刺激，必会产生强烈的情感反应，很容易建立起该信号刺激的条件反射反应。例如某人被蛇咬过一次，极其疼痛、恐怖，差点死掉，以后就十分怕蛇，甚至怕类似蛇一样的东西，包括怕绳子等（绳子作为条件刺激，引起怕蛇的条件反射）；有些人某次坐车时感到头晕想吐，下次再坐车时就担心会不会再头晕，这种担心容易引起预期的焦虑，就会害怕坐车，越是害怕坐车，那么坐车时就越可能头晕，以至于一坐车就头晕，形成条件反射，逐渐不敢坐车，或坐车时间长就容易头晕；某一天天气不好，特别冷，正好赶上身体不适、难受，认为自己容易受凉，以后往往一到类似的寒冷天气时就容易身体不适、难受；有人一次吃了某种食物产生恶心想吐的感觉，以后见到这种食物就厌烦，不再敢吃这种食物了。有人体验到做某事成功后的喜悦，以后对这件事越做越顺手，反复体验这种喜悦以后就喜欢做此事了；吃到一种好吃的新食品，下次还想吃，慢慢就养成经常购买和吃这种食品的习惯了。一次较大的成功体验或愉快的体验被重复多次，就容易形成喜欢这种体验的情感和追求这种成功和愉快的行为；而较大的打击或痛苦的体验被重复多次，就容易形成厌恶或害怕这种体验的情感和逃避这种体验的行为。

第七节 注意与其他精神活动的关联

一、注意的特性

（一）注意的可移动性

正常情况下注意是可以随着人的意志而自主移动的。由于这个特性，人可以根据自己的需要在不同的时间里不断地关注世间各种事物，并在注意的引导下，决定做不同的事情，付出情感、金钱或努力，也可以被某些事物所吸引，使精神活动长期专注于此事，也可以随时转移到其他新的事物上了。如果注意的移动性功能丧失，人往往被一两件事情所吸引，而无法自拔（注意不能移动），就会影响到其他的事情，使人不能关注今后更应该值得关注的事，不能正常进行工作和学习，以至于影响生活、工作、学习的顺利进行，这便是可能患了心理疾病的一个重要表现。

（二）集中注意的持续性

对不同的人，注意一件事可以持续的时间是不同的。一般来说，7岁以下儿童集中注意持续的时间比较短，他们的注意集中能力随时间的推移还会不断下降，比如他们已经由于学习而比较劳累，那么接下来的时间就比较容易注意不集中。成年人一般比儿童和青少年集中注意的持续时间要相对长得多，但也存在随着注意集中时间的推移，注意集中的能力不断下降的现象，在单位时间内注意集中的时间长了，丢三落四、出现错误的情况就容易增多，需要适当休息、变换生活方式才能恢复集中注意。如果不考虑注意的这个特性，过分高度和长时间地集中注意于某事，容易使集中注意的这种持续性受到破坏，造成注意涣散、不容易集中注意力等症状，影响精细工作、学习的能力。

（三）注意的集中和稳定性

注意不仅可以随意指引和移动，也可以在一段时间内集中关注某处，而且一般成人可以稳定地关注一件事几个小时，注意集中时思维也容易集中，从而学习某些知识、思考某些问题，就是说注意的集中和稳定性对于人们学习和做事具有极其重要的意义。注意高度集中于某件事时，精神能量也高度集中于此，更便于精细地理解、分析、记忆关注的对象，就是说这种注意集中的稳定性越好，越有利于学习和思考，也越有利于工作和生活。而注意的稳定性一旦被破坏，那么学习效率、工作效率就往往受到影响，因此影响情绪，容易发生心理障碍。

（四）注意范围的广泛性和自动分布

注意不仅可以集中于某处，也可以广泛地分布于周围事物。比如人在行走时不仅可以注意到前面的一切，也可注意到两边，甚至注意到后面的声音；不仅可以关注眼前每天发生的事，还可以关注到国内外发生的事；关注事物不仅是用眼睛关注，同时耳朵、身体感觉等都可以全方位地用于关注。有的人一边唱歌、一边跳舞、一边弹琴、一边表演，此时注意自动地分布在所需要的领域，从而有机地协调自己的身体各部，完成好表演的任务。注意的自动分布能力是在长期生活中习得的，也可以通过训练不断完善。如果注意的广度和自动分布能力出现了问题，不能像往常一样自动地把注意分配到需要注意的地方，则可能是由于注意被某种事物高度吸引，以至于使注意固着于此，影响了注意的广度和自动分布。这种情况会使思维的能力受到限制，以至于影响思维的质量，同时间接地影响情绪。例如某人见到一位美女后感到脸红了，好像被对方注意到了，觉得十分尴尬，此后一直关注脸红，一天到晚都关注脸红没红，因此与人见面时应该说什么，做什么都不知道了，社交活动受到影响。注意无法和以往一样正常地分配到其他领域，很难按照需要自动分布。

（五）注意焦点的可放大、深入性

注意集中于某处时，注意的焦点就会清晰地印在脑海里，而且随着反复多次集中注意关注某事，被关注的焦点就会被不断放大，使关注者对这件事的理解更深入，观察变细，感觉加深、加强。例如科学家对未知事物或领域的研究，由浅入深，不断深入观察探讨，就可能由一点细微的信息，一下子得到很大启发，联想到很多、很深，解决未知领域的问题；盲人不能用眼睛去感知事物，那么他感知事物的方法不得不改为用其他感觉器官去感知、辨别事物，比如他善于用耳朵或鼻子去感知事物，由于他把感知事物时的注意焦点集中在耳朵或鼻子上，那么他的耳朵或鼻子就要比一般人灵敏很多倍，就是说他会善于用耳朵或鼻子把关注的声音或气味放大很多倍，他们的耳朵、鼻子等感官的能力可能超出非盲人的很多倍。

二、注意与记忆

记忆对于人来说是极其重要的，如果丧失了记忆力，人就会出现智力方面障碍。但是记忆与注意是密不可分的。注意是记忆的前提和基础，如果没有注意的保证，那么记忆的功能也很难保持完整。也就是说要想有良好的记忆，就必须有良好的注意功能。人往往对第一次新鲜的体验十分关注，那么对这种体验的记忆也十分清晰和长远，第一次恋爱、第一次工作、第一次踏入大学的校门、第一次出国等都会留下深刻、永久的记忆。但是对于不关注的事情，往往记忆很差。比如每天上下楼梯，没有关注楼梯有多少台阶，那么无论在这所楼房住多少年，都记不清楼梯的台阶数；自己每天换衬衣，但是一般很少有人能说出1周前的某天穿的是哪件衬衣；每天都吃药，吃了1年多了，可是问他在吃什么药，回答不上来药名者大有人在。这并不能说明记忆不好，是由于没有关注此事而导致。很多年轻人也述说自己记忆减退，怀疑自己是不是痴呆了。其实这种情况大多数是过多地关注其他事导致的。比如谈恋爱、与人吵架等，对于谈恋爱或者吵架的事记得十分清楚，而对于其他的事往往想不起来，这是由于这些重要的事占据了注意的资源以至于对其他事物注意减少所致。

三、注意与思维

思维也需要良好的注意功能来保证，特别是在深入思考问题时，如果没有集中、稳定的注意的参与和保障，那么也很难建立正确的思维。比如前一晚一夜没有睡好，第二天早上大会讲话时就可能思路不清，说些废话甚至不该说的话，说明注意力无法保证思维的正确性。当然，有些问题一时想不出结果或者文章写不下去，暂时把它放在一边，将注意力转移到其他地方，做其他事情，而也许某一天突然想通了那个从前想不明白的问题。在这个过程中，好像那件事最终被想明白并没有注意的参与。其实不然，那件当时百思不得其解的问题即使被搁置，人的注意也会有意无意地关注相关的信息，思维在潜意识中联系以往的经验，以至于有一天突然受到某件事的启示而想出了解决问题的方法。直至问题真正解决以后，注意才会从这件事中撤退出来。甚至事情结束以后人的注意也容易被与这件事相关的信息所吸引。做生意的人一直思考怎样把自己的生意做好，即使在做生意以外的事情，也对自己生意相关的信息十分关注；医生在不断思考怎样治疗疑难疾病而苦于不得结果时，却往往被一件意外的事情所启发，想出了解决问题的办法。就是说一个人的注意即便在思考其他问题、做其他事情时也在关注着与这个问题相关的信息，才会有意外的收获。

四、注意与感觉

注意与感觉关系极其密切，注意越是集中，注意的时间越是长久，那么注意的焦点的感觉也就越强，比如竖起耳朵仔细听音乐就会听到各种乐器的声音，而平时不注意是听不到这声音细微的变化，睁大眼睛仔细看事物就会看到更多的细节，仔细品尝菜肴就会品尝到菜中的各种滋味。盲人不能用眼睛看事物，那么他们关注事物往往更多地使用其他感觉器官，那么他们耳朵的听觉、鼻子的嗅觉、手的触觉往往比眼睛健全的人更加灵敏，说明他们的注意力集中在眼睛以外的感觉器官，所以这些感觉器官才会有更灵敏的感觉。有些人对学习、生活、工作没有了兴趣，而把注意力高度集中于自己身体的某一部分，那么他们也会察觉身体平时感觉不到的现象和感觉，比如可以感觉到心跳、各种大血管的搏动等。

五、注意与情感

注意与情感密切相关。例如人在热恋的时候，由于爱情便高度关注恋人的一切，喜欢对方的哪怕一点点优点，通过良性精神交互作用，其优点被不断放大，对方的一句誓言、承诺都会刻骨铭心，对方即使有很大的缺点也会忽略甚至是视而不见、听而不闻，而父母、亲属等旁观者的客观评价和意见不容易说服热恋中人，反对意见也不容易动摇这段爱情。一个人被仇恨占据整个身心的时候，一心想着报仇，关注仇恨的事，仇恨的情感就会越来越强烈，而且会持久，在这种情感下往往做出平时做不出来的鲁莽行动。人在关注到某些恐惧的事情的时候，由于高度关注会使恐惧感不断增强，以至于草木皆兵、杯弓蛇影。情感与注意的交互作用使注意和情感不断增强，导致在不同的情景下出现越来越爱、越来越恨、越来越怕、越来越紧张、越来越厌恶等各种情感。

六、注意与行动

人的所有有目的的行动都离不开注意的支持和保证，比如一个人讲演时的每一句话、每一个手势、每一个表情看似随意，实际上都离不开注意的监视。如果一个人在讲演时经常出错，那就说明他可能很疲劳，注意不集中了，或是被其他的事情分散了注意影响了讲演。注意和行动是密切关联的。从注意到一个可爱的女孩，到喜欢和热烈求爱；从第一次品尝到一种美食，注意到这种美食物美价廉、营养丰富，便经常在各处购买，形成食用它的习惯；从注意到一个有价值的投资项目，到真正投资办厂，这些都是注意与行动互动的过程。

七、注意与兴趣爱好

一个人对喜欢的事、感兴趣的事就容易集中注意力做下去，这时注意集中持续的时间就相对长，反之则短。有些学生对学习有兴趣，因此会很努力，上课集中注意听讲，下课集中注意去完成作业，考试成绩比较好，容易受到表扬和赞赏，就更喜欢学习，对学习感兴趣，形成良性循环；而成绩一旦被别人追上来，被超过，自己的排名不断下跌，则容易沮丧，如果下次考试还是这样，情绪就可能越来越沮丧，容易失去对学习的信心和兴趣，那么上课、做作业就可能出现注意不集中，进一步影响学习成绩，形成恶性循环；对学习失去兴趣，但是对打游戏机则很容易产生兴趣，每天连续玩几个小时都兴趣不减，注意都集中在游戏上。说明有兴趣的事情容易引起注意，两者关系密切，好的兴趣与注意互动容易形成良性循环，而不好的兴趣与注意互动容易形成恶性循环。

八、注意的质量与才能和智慧

如果人的注意力的各种特性功能健全，那么我们的思维、感觉、记忆、行动就有了保证，我们就容易学习到新的知识，容易做好每一件事情，容易不断提高自己的能力。就是说注意的质量与才能应该是成正比的。一个高度关注自己公司发展的商人往往可以开动脑筋克服公司遇到的各种困难，被称之为商业奇才。但是如果局部注意很好，整体方面注意功能不健全，仍然会影响才能和智慧。一个极其想恋爱成功的人，高度关注对方的一切需要，讨好对方无微不至，但由于过于集中注意在求爱上面，对于特殊情况下被骗缺乏重视和关注，很容易在恋爱中被骗钱财，对自己的财产的保护能力低到极点，事后往往被人称之为"痴恋""情痴"。人在高度关注局部事物时往往会忽略全局或整体，好像大小不分、轻重不分，高度关注自己的思想的正确性时会忽略别人的思想正确性，可见注意的品质对智商、情商水平有很大影响。

九、注意的表现形式

（一）注意集中

注意集中是短时间把注意力集中在某事物上，而对其他事物置于注意之外的表现。如学习文化专心读书时，高度集中注意力于读书，往往发现不了周围环境发生了什么变化。

（二）关注

关注是将注意短期或长期放在自己关心的一件或几件事物上的表现。对某事物越关注，那么对其他事物的关注就相对减少。如喜欢足球的人特别关注足球比赛信息，医生特别关注一些疑难疾病最新研究成果，惜命的人特别关注身体细微的不适反应，对政治感兴趣的人特别关注时局、大事件的发生，对赚钱感兴趣的人特别关注每一个商机等。

（三）瞩目

很多人甚至是广大民众一齐关注某事物称为瞩目。例如某些重大国际比赛，国际上发生的重大事件，国家领导人发出的重要指示等。

（四）注重

注重是注意和重视某些事物，为此甘愿付出巨大代价，而忽视其他很重要的方面也在所不惜。例如注重名誉、财富、地位等的人，不惜自己的身体、时间、精力、脸面、爱情和亲人的厚望等，而舍身投入在获取自己注重的事物上。例如，注重亲人的生命的人，在危机时刻可以不顾自己的生命，奋不顾身地去抢救亲人生命。

（五）在意（在乎或介意）

在意（在乎或介意）是相对持久地把某事或某人放在心上或不能释怀的表现。例如一个人十分爱妻子，则对她的举动就十分在意，她生气或生病就会重视，就会十分关注她的想法，关注她的一举一动，对于她的要求极力满足；相反，如果夫妻已经不再相爱甚至反目成仇了，就不会在意她的死活，更不会在意她生气或者生病，不会尊重她的想法和意见。另外，十分爱面子的人非常在意别人对自己的负面评价，一点点负面评价，都会引起非常强烈的反应，寝食难安。

（六）牵挂或惦念

牵挂或惦念是指无论在哪、无论什么时候，心理都放不下某些人或某些事，总想关注或关心他（她）们或某事。如父亲、母亲牵挂远在异国他乡孩子的冷暖、安危，子女惦念远方父母的安康，分居两地的夫妻牵挂对方的冷暖，退伍军人退伍后牵挂远方的战友们等。惦念和牵挂之时就会经常不由自主地去想、去关注、去围绕这件事做什么事。

第八节　行为方式理论

森田疗法是一种治疗抑郁症、神经症的心理治疗技术，同时包含人生哲学。这种观点被森田疗法界的国内外专家学者和心理治疗师、医生们所接受。森田疗法不仅可以帮助抑郁症患者治病、减轻痛苦，同时也可以帮助他们纠正不良生活习惯、不正确的人际交往方式、不正确的人生观，使其进入正确的人生轨道，收获不一样的人生。这是森田疗法与其他疗法不同之处。指导患者学习一些人生哲学常识具有什么意义？其实人生哲学是与生活息息相关的，对于人生的进步发展、纠正不良习惯、纠正不良人际关系、改善生活工作学习有重要意义，如中国文化中就包含很多人生哲学，这些思想原理都可以作为心理治疗中的一部分去指导患者和需要帮助的人。

一、消极防卫行为

消极防卫虽也具有防卫功能，但多数情况下会产生消极的结果，这种结果与希望防卫的初心不符，所以其结果往往不是自己最初所期望的。

（一）围绕不良情绪的行动

1. 围绕死的恐怖的行动

死的恐怖的概念前面已经提到过，它不仅具有方向性，它还和生的欲望一样都具有自我保护、自我防卫的本能。在某些情况下死的恐怖对人有保护作用，但它是一种消极防卫。而围绕死的恐怖在做事的人并不知道这一点，相反他们认为这是最正确的行动，因此按照死的恐怖这种防卫本能去做人、做事和安排自己的生活行动，一般来说也可以获得暂时的安心，但是不会获得长久的安心和稳定，因此需要不断重复上述围绕死的恐怖的行动才可以获得相对长时间的安心。比如怕被人笑话就不与人交往或远离人群，怕生病就反复洗手或反复到医院检查，怕丢面子就不愿出门或不在人前讲话，怕死就总是怀疑自己是不是得了难以治愈又危及生命的疾病。越是围绕死的恐怖去安排自己的生活行动，就越容易产生恐怖、焦虑等负向情绪，这种负向情绪又导致更积极地围绕死的恐怖去行动，而且还寻找各种理由去这样做。在这种恶性循环中负向精神能量被消耗，负向情绪也越来越加重。这种消极防御的结果是永无宁日，永远难以达到自我防卫本来的目的。

消极的防卫本能往往产生消极的想法，其想法又会产生消极的行动和情绪。所以一个人的消极防卫本能是否占思想的主导地位，往往通过其想法、情绪、行动就可以体现出来。例如，有些人总是将"我很失败、老天对我不公平、什么事都做不好、不会有什么成就、比较笨、不善于学习、运气很差、不受欢迎、不值得别人爱、没有魅力"等语言挂在嘴边，这些消极想法势必产生负面情绪，两者相互作用，形成恶性循环，那么这种消极想法会被更加坚信，并作为自己应对各种事物的指导思想，形成一种特有的应对方式或者行为方式，那么这种人往往这也不敢、那也害怕（怕得病、怕死、怕丢面子、怕丢东西、怕被人笑话或瞧不起等），这也不行、那也不会，且很容易陷入焦虑、恐惧、抑郁等负性情绪中。

2. 情绪左右行动

是指以情绪的好坏、喜欢或厌恶来左右自己该做什么或不做什么事的行动方式。这种以情绪左右自己的行动的情绪本位在很多种情况下是不健康甚至是幼稚的。常常表现为，喜欢做的事不区分好坏、轻重就义无反顾地去做，不喜欢或讨厌的事不管是否需要也不去做。比如有些人喜欢玩电子游戏或麻将，整天沉浸其中，不管谁的劝阻都不听；不喜欢上学就不去；不喜欢参加社交活动就不去；不喜欢运动，那么不管是否身体需要都不去运动，结果身体越来越胖却无所谓；不喜欢的人和事就回避，不管在生活和工作上是否需要与之交往。这种情绪左右行为的情绪本位有时会有益于不良习惯、不良行为的形成，而不利于良好习惯的养成，一旦患了抑郁症，也很容易坚持自己的病态行为方式和生活方式，这种情绪左右行为的情绪本位容易使病情慢性化。表面上这样做可以保护自己的情绪免受伤害，但是这是消极的行动，会产生消极的结果。如对于食物想吃多少就吃多少，心情是得到了满足，可是长此以往会肥胖，容易患糖尿病、心脑血管病；喜欢玩游戏就无休止地玩，心情得到了满足，可是影响了学业、前途、工作、生活。情绪本位的人对于喜欢的人和事，往往不善于辨别好坏，也容易被骗，对于讨厌的人和事也不善于区分是不是应该回避，容易做错事，因而容易导致情绪低落。

3. 凭感情、意气用事

不顾理智、客观事实、他人忠告等综合因素而是凭个人的爱憎或喜怒等感情来处理事情。如某人当上领导，掌握一定权力，在亲友或者某位特别关系的人面前，就轻易放弃原则、理智，办了不该办的事，甚至不惜犯错误、犯罪；某人为哥们儿两肋插刀，不顾法律的约束帮朋友打人出气等。

（二）主观行动

1. 凭印象、经验办事

第一次接触一个人、到一个地方、办某件事都可能会留下一个印象，如果办事就是凭着这个第一印象决断的话，就是凭印象办事。这样的凭印象办事的行动方式虽然不一定每次都失利，可能在很多情况下还是对的，但因为只凭印象来判断事物往往容易出现偏差，早晚会出现错误，有时还会失败得很惨。如一位老人儿女在外地，丈夫去世后，一个人生活很孤单。某 A，主动接近这位老人，嘘寒问暖，帮助她跑前跑后几年之久，不图回报。有一次 A 向老人借 1000 元，但很快就还给老人了，第二次向老人借了 1 万元，不仅很快就还给她 1 万元，还请她吃顿饭，留给她 1000 元利息，给老人留下很好的印象，第三次 A 以公司发不出工资为名，要借 100 万元，约定 10 万元利息。凭以往的印象和信誉，老人毫不犹豫地把房子抵押出去，把 100 万元借给他了。可是这一次就再也联系不上 A 了。这就是凭印象办事的结果。

有时我们办事用了一个很简单的方法就取得了很大的成功，于是每次办事不顾条件、时机、场合、人员等各种变化，仍然用老经验、老方法去办事。但事物总是千变万化的，单凭经验办事就难免出现错误和失败。守株待兔就是一例。第一次看到一只兔子撞到大树上，很容易就捡到一只兔子美餐一顿，捡了个大便宜，以为以后还会有此好事，于是每天守在大树旁等待奇迹的出现。可想而知这种经验主义往往是白白浪费时间。

2. 凭想象办事

做一件事没有经过认真思考和调查研究，凭着自己的想象就决定行动方案，结果很多情况下会导致行动失败。如到预定的地方有一个重要的约会，去见一个重要的人物，自己以为 20 分钟就足可以到达约会地点，可是事实上堵车、修路、打车不好打等许多因素都可以导致 20 分钟到达不了，结果耽误了约会，失去了信誉，失去了重大的机会。又比如某男大学生很喜欢某女同学，可是认为对方条件那么好，一定不会喜欢自己，没敢表白。若干年后，老同学见面，开玩笑时说出了这件事，女同学说："其实当时我对你印象也不错，如果你要是真的追求了我，也许'历史'会改写呢。"男大学生听后非常后悔，可是已经晚了。这就是凭想象办事的结果。

3. 凭个人价值观办事

每个人都有自己的价值观，自己觉得某件事很重要，非常值得去做，而别人却可能觉得不值一提，更不值得去做。那么完全凭个人价值观办事，不一定每次都是错的，也许还会有对的时候，但是每次都单纯凭这种模式办事，错误难免，也容易由于思考问题片面而失败。如某人看到一个穿戴很寒酸的人就瞧不起他，言语中还讽刺他，没想到他是很了不起的人，就是说这个人得罪了一个不该得罪的人。某位男子看到一个衣冠楚楚、言语谈吐不凡的人就十分尊重他，唯命是从，结果还被骗了。

4．凭一时冲动办事

有些事一时让人拿不定主意，事情又紧急，因此急于求成，便不顾一切，冲动行事，往往出现不良后果。如某人喜欢小提琴，太贵买不起，一次偶遇一人卖一把小提琴，比市场价格便宜许多，以为是个机会，一冲动就买了下来，结果买来的是假货，损失很大；某女轻信一则广告，就投重金办厂，结果投资失败；某男一怒之下打了领导，丢了工作，还进了派出所；某人冲动之下买了十分贵重的物品，为此负债累累，后悔不已。

5．凭主观认识办事

不考虑任何感情因素，不管是亲人还是领导、同事还是同学，认为不对的就要较真，就要辩解争吵，就要争个你低我高、你错我对、你死我活。但是他的认识在他自己看来是对的，换一个角度、站在其他人的立场来看则不一定对。所以这种办事方法是很主观的，很容易出问题，影响自己的工作、生活、人际关系。

6．凭传闻办事

人与人之间的传闻、媒体报道、网络上的传闻等都是人们间接了解事物的途径，很多原本自己不了解的事件都是通过这些途径了解到的。由于不是直接了解到的信息，就可能存在认识上的误差，了解到的事件不一定十分真实，那么凭传闻就左右自己的决策和行动往往就可能有错误。比如某领导由于地位很高，没有时间和机会去接触基层人员，他对基层人员的认识和了解全凭下级干部的汇报，那么这些下级干部就成了这个决策人的感官，很多情况下下级汇报的情况是真实、正确、可靠的，但是还有一些时候，下级汇报的情况带有主观判断和感情用事的成分，这样一来上级的决策就很可能出现偏差。一个人对周围的人和事比较了解，可是对相对接触不多的人和事的了解多数情况下都是听别人的传闻，而传闻往往带有主观成分，很多人不辨真伪，特别容易轻信这些传闻，根据传闻来判断某人某事，往往容易出现失误。

（三）消极行动

1．回避、逃避、推辞、退学

这些行为是为了防止自己的面子、地位、权势、利益受到损失而采取的退缩性的行动。采取这些行为时往往容易忽略这样做的不良影响，反复这样做的结果容易出现情绪的沮丧、社会退缩。还有部分人是由于人际关系不好，工作不能适应，嫌工作太累、太脏、太苦等原因而反复辞职也属于这个范围。

2．吹嘘、高傲、自满

这样做是为了获得别人的赞赏、重视，希望不被人蔑视和小看，获得暂时的满足和心理安慰，而忽略这样做的不良影响所采取的夸大事实的行动，这样做的次数多了，往往有时自己都分不出自己说的是吹嘘、高傲、自满还是事实。

3．攻击、吵架

这样做是为了维护自己的各种利益、地位、面子，坚持自己的主张和满足自己的私欲，这样做往往忽略别人的感情、利益、尊严、人权等，是鲁莽的行动。

4．马虎

是指做事过程中为了减少疲劳，节省支出，节省时间，注重速度而忽视质量，出现本不该出现的过失。越是忽视马虎，越有可能带来不良后果，越容易出现这类失误。

5．贪财、占小便宜

为了贪图眼前利益、便宜、好处而忽视由此可能带来的不良后果所采取的行动。如受贿、贪污、偷情、偷东西等。

6．否定、掩饰

为了防止受到心理打击，故意否认或掩饰某事的发生和事实存在，而采取的自欺欺人的行动。如否定别人的批评，总是找理由逃避责任，掩饰缺点。

7．爱慕虚荣

为了满足虚荣心，不惜逞强、借钱消费，宁可饿肚子而过度在脸面上花钱等。

8．损人利己

为了自己获得利益而不顾损害别人的利益。比如为了自己能当官，不断在背后讲竞争对手坏话，贬低对方而抬高自己，希望搬倒对方而提高自己的地位；为了自己做生意发财而恶性竞争，损害同行的利益等。

9．损人不利己

办事既损害了别人，对自己又没有任何好处。如一生气就把别人骂了，损害了别人的尊严，自己也没有得到什么好处，还暴露了自己的粗鲁、野蛮，使大家对自己产生不好的印象。

10．损人害己

办事损害了别人，同时无意中损害了自己。如对别人有意见，把人家东西砸坏了，自己还要赔偿，可能还被会被抓进派出所等。

11. 表面利己，实则害己

好吃懒做，好逸恶劳，表面上看来自己很舒服，对自己有利，但是实际上恶名在外，找不到好工作，找不到真心爱自己的人，没有好前程；不节制地吃喝好像是十分开心、过瘾，久之会损害身体，甚至患严重疾病而早亡。

12. 拖延

办什么事情都磨磨蹭蹭、一拖再拖，办事效率极低，然而对这样做产生的不良影响无所谓，明知道自己这样做不好，也不愿意改变。

（四）退缩行动

人往往本能地对艰难困苦、困惑、痛苦和不快感、被欺负或被瞧不起、病死感到厌恶，所以对容易产生上述负面情感的行动、事件也容易本能地讨厌、反感、排斥和回避。在正常情况下通过思维的调节作用（鼓励、展望未来、对生活目标的渴望等），可以克服这种本能的厌恶感。这种调节能力是在成长中慢慢形成的，每个人的这种调节能力的大小都是不同的，这种调节能力差的人，生活中克服困难、吃苦耐劳的能力也就差。容易产生：

1. 懒惰

越来越不愿意干事，不愿意干繁琐的事、消耗体力和精力的事、不喜欢的事，逐渐变得好逸恶劳，爱睡懒觉，不爱活动，甚至连平时最基本的事情都不做，不上班、不上学、不做家务。

2. 洁癖

由于格外厌恶脏、乱，极其强调整洁，过分把大量时间、精力放在整洁衣物、室内卫生方面，极其反感别人影响到自己的整洁。用极端整洁获得的心理安慰，往往需要不断地关注是否整洁，过度这样就可能影响人生其他事情的发展。

3. 懦弱

什么也不敢争，什么事都退让，唯唯诺诺，过分胆小怕事，过分退让、谦卑，自己也看不起自己，却不能改变这种状态，遇到事情时还是表现如此。

4. 怕穷、怕没面子

过度节省，而不愿去努力赚钱，宁可放弃赚钱的机会，而不愿努力争取事业成功而获得别人对自己的尊敬。过度在乎别人对自己的看法而不愿与人交流，宁可躲避见人而不愿通过努力让大家高看自己。

5. 怕病、怕死

胆子奇小，过度关注自身是不是有生病或死亡的危险，一点小事就怀疑自己得了大病，行动经常围绕是不是有病来进行。

6. 自卑

由于怕吃苦，不去付出各种努力，也就不容易获得各种能力，能力不足也就容易缺乏自信心，容易自卑。

7. 没骨气

为了自己厌恶的事情不发生，极容易丧失原则，甚至献媚、低三下四，做出丧失人格的事。

8. 目光短浅

只求眼前安逸，不顾今后长远目标的实现。

9. 好逸恶劳

不顾家里经济条件好坏，不顾周围人对自己的看法，不求进取，不好好工作，不愿做家务，整天无所事事，还要吃好的、用名牌、高消费、摆谱。

二、积极防卫行为

（一）围绕生的欲望的行动

生的欲望是具有积极意义的防卫本能，围绕这种本能去生活、去做人做事，容易更好地进行自我保护，同时还可以实现自我发展的愿望，产生积极、有意义的成果。精神能量消耗在工作、学习、写字、看书、唱歌、跳舞、习武等对个人有积极意义的活动中，积极地恋爱、结婚、交友、运动、平衡饮食营养、旅游、克服各种困难、化解危机和烦恼等，这样做势必获得相应的成就感。正常人虽然有死的恐怖，但一般并没有恐怖感，是因为正常人的精神能量都消耗在围绕生的欲望的行动中，所体验的多是围绕生的欲望而行动带来的收获的喜悦感和成就感，所以对死的恐怖往往感觉不到。

（二）正能量行动

1. 目的本位

即以目的为行动准则，怎样做事，做什么事取决于生活目标，按照目标的需要做事。比如今天要上班（目的和需要是上班），即使天气不好，即使情绪不高，即使这些天一直很疲劳，即使工作很艰苦、工资又不高，也坚持去上班，坚持把工作做好。这就是目的本位，是成熟的行为方式，向着人生的或生活的目标去行动，才更容易获得成功；而情绪本位者遇到这种情况，就不想去上班了，等到身体好了、心情好了再上班。

2．理智用事

这是一种成熟的行动方式，即不管情绪怎样激动，都能够按照理智来处理事情的行动方式。例如 A、B 两人矛盾很深，但在推荐先进工作者时 A 却给 B 投票，他认为 B 工作认真努力，因而才推荐他。而不计后果，只为泄愤的做法是感情用事。

3．大公无私

做事以大局为重，以国家、集体、他人利益为重，有时好像牺牲很多个人利益，但是最终有利于人生目标的实现。

4．低调

不管个人社会地位、经济地位多高，都谦逊、谨慎、节约，以这种态度做人、做事即是低调。

5．友善

对于周围的人，无论他们地位高低，都友好相处，努力做善事、好事，而积德行善，助人为乐。

6．进取

不断地为各方面进步而努力奋斗，头脑中生活目标一直明确、不迷茫，即使已经很有成就、地位很高、很富有，仍不停留在原地，一直努力、向前进，活到老学到老，奋斗到老。

（三）享乐

人天生就喜欢愉快感、满足感、安逸感，这是人的一种本能，能够产生愉快、满足、安逸的行为也容易被喜欢并持续下去。比如性活动、进食、旅游、娱乐、被表扬、得到奖励、接受礼物、被崇拜等行为容易产生快乐，就容易形成习惯，容易持续下去。有益的享乐会使人产生心身愉悦、消除压力、增进向上的动力，而不会享乐则可能容易无法释放和缓解压力。

1．习惯

习惯是长期以来形成的一种主动的、不由自主的、乐于去做的活动。这种活动对自己的身体或者心理可能是有益的，但不一定是都有益的，有时可能是对心理有益而对身体有害的矛盾状态。比如吸烟、喝酒后心理满足，比较快乐，长此以往可能伤害身体。

2．有礼

由于人具有社会性，需要与各种人打交道，礼节是人际交往的需要，有礼节的人就符合社会规范，被认为有素质，受多数人喜欢。别人越是欢迎、喜欢有礼节的人，这种素质就越容易持续下去，自己为此也会感到快乐。

3．干净、整齐

人在满足了基本的衣、食需求以后，需要满足安逸的生活环境，环境和自身的干净、整齐便显得十分重要，是除衣、食以外的基本需求，满足了这一需求，获得心理安慰，而不满足这一需求，容易形成艰辛感。

4．享受

这是人的本能，每个人都以自己的方式追求着自己的享受，有人认为吃是最大享受，有人认为圆满的家庭是最大享受，有人认为能到处旅游是最大享受。对享受的追求也就成了人奋斗的目标之一。

5．休闲

对于常年工作的人来说休闲可以得到暂时的安宁祥和，这就像一种奖励，多数人都喜欢它。但是对于常年不工作休闲在家的人来说，休闲带来的安宁祥和就不那么明显，反而总是休闲可能是产生焦虑的原因。

6．工作

工作可以获得自己生活、享乐所必需的金钱，可以被别人尊重和实现自身价值，因此工作对于多数人来说是有吸引力的，也是快乐的。

7．交友

人生活在社会上，会与各种人打交道，那么与自己相处和谐友善的人就可能成为朋友。每个人或多或少有一些各种层次的朋友，由于互相帮助获得快乐、便利、满足，使朋友间的友谊持续下去。

三、行为模式

模式是宏观的方式，是一个比形式更大的概念。行为模式是经常化的、几乎不怎么改变的行为方式，如果这种行为方式改变就容易产生不愉快的感觉。人的行为模式可以根据行为内容不同分成以下几种。

（一）喜静行为模式

好动是动物的本性。人虽属哺乳动物，但在不断进化过程中，多数人已经渐渐失去了动物好动的本性，喜欢读书、学习、写作、看电视、看电影、上网、打牌、下棋、等一切身体不活动的行为方式已经成为大多数人每天的生活内容，很多人一生基本都是以这种方式生活。一旦拘泥于这种生活方式，就不习惯、不愿意离开这种行为方式，对于运动或者各种身体活动则不喜欢，甚至是讨厌，找各种理由回避各种身体活动，有钱了就雇保姆干家务，为了迎合人类这种趋势，摩托车、电动车、电梯等交通工具，洗衣机等生活用品出现，大大减少身体活动的机会。宏观地评价这类人的行为方式特点，可以称之为喜静行为模式。

（二）喜动行为模式

喜欢劳动、运动、唱歌、旅游、社交、跳舞、家务等一切身体活动的行为方式就是喜动行为模式。喜欢其中的一种或几种行为方式，而不习惯、不愿意采用相反的方式，对于学习、看书、写作或者安静行为不喜欢，甚至是讨厌，找各种理由回避这些事情。那么宏观地评价这类人的行为方式特点，可以称之为喜动行为模式。

（三）动静结合行为模式

既喜欢读书、学习、写作、看电视、看电影、上网、打牌、下棋等身体不活动的行为方式，又喜欢劳动、运动、唱歌、旅游、社交、跳舞、家务等一切身体活动的行为方式，不拘泥于任何一种行为模式，而是根据生活、工作、身体需要而决定行为方式。这种整体的行为方式可以称为动静结合行为模式。这是一种最为有利于身心健康的行为模式。

第三章　森田疗法关于抑郁症的基本理论

任何疾病都是由病因 - 病理 - 病症所组成的，患者和医生多关注病症，特别想要消除病症，但是病因不去除、病理不改善，病症就很难治好。生物医学认为抑郁症是 5- 羟色胺等神经递质不足等因素导致的，改善这些病理可以改善部分抑郁症患者的抑郁症状。但是改善程度有限，而且部分抑郁症患者疗效欠佳，说明抑郁症还存在其他病理，还有其他一些影响因素没有去除，因此影响疗效。各心理学派对于心理疾病的病因、病理理解不同，治疗方法也不同。森田疗法不是以病症为主要治疗目标或靶点，而是重点针对疾病发生的心理因素和精神病理，那么详细了解发病的心理因素和病症的精神病理极其重要。所有的森田疗法的治疗操作都是围绕着改善发病因素和精神病理来进行的，所以在具体的治疗过程中，特别是在治疗的进一步实施阶段，深入挖掘发病的心理社会因素，可以为后期的心理治疗提供可操作的方法和治疗方向。

第一节　抑郁症发病的心理因素

一、人格因素

一部分抑郁症患者发病前具有疑病素质、完善欲过强（完美主义）人格倾向；一部分患者具有内向性格倾向或精神质；还有一部分患者是上述几种人格素质的组合，这种倾向比神经症更突出、更极端，比如十分内向或疑病倾向非常明显等。

疑病素质是过分关心躯体不适，关注躯体负面信息，放大身体不适症状，对身体不适过于敏感，而处于对怎样使身体健康并不关注和缺少健身行动的状态。这种疑病素质也是一部分抑郁症发病的基础，有了这个基础，就具备了抑郁症的易感性，容易在各种心理社会因素作用下发生抑郁症。

完善欲过强的人对不完美极其在意，对缺点、问题、毛病过分关注，过于关注负面信息。而世界上的一切事物都是一分为二的，既有优点又有缺点，既有好处又有坏处，既有正又有负，既有所长又有所短，因而完美就很难达到，总会找到问题和不完美。那么拘泥于万事达到完美往往很难实现，心里就容易缺乏满足感、愉快感，由于过于关注负面信息，就容易忽视正面信息，而在负性事件中出现抑郁情绪，出现了抑郁就更不完美，不能接受，容易形成恶性循环。另外，由于过度追求完美，所以对于挫折、失败、烦恼、损失、亲人伤亡、躯体疾病或不适感等的承受力极低。一些应激因素对于他人来说只是一个打击，过一阵就没事了，而对于完善欲过强的人来说，由于承受力极低，遇到应激事件就等于晴天霹雳，而且这种打击的持续力有时可以超出一般人的想象。

一部分抑郁症患者具有内向性格，喜欢安静，不合群，朋友极少，保守，兴趣爱好少，话少，好瞻前顾后，不易冲动，并且他们生活规律，做事严谨，容易悲观。

精神质：另一部分抑郁症患者具有自我中心、比较冷漠、固执、容易冲动、敌意、攻击性、敏感多疑的特征。可能孤独，缺乏同情心。

上述人格因素作为抑郁症发病的基础，就像木材容易着火一样，木材是着火的基础，一旦抑郁症发病，那么这种人格倾向就会成为抑郁症状逐渐加重的动力，也是抑郁症状难以治愈的障碍。

二、精神刺激因素

生活中失败、挫折、痛苦、困难随时会发生，这些都可以构成对当事人的考验。正向思维的人把这些失败当作成功之母，当作前进中生活对自己的考验，而负向思维的人，把这些当作心理打击、刺激，并且认为自己最怕受刺激，反而构成沉重的精神刺激和压力。精神因素作用在不同的人会出现不同反应，作用在具有上面第一部分所述人格特征的人时，就容易起到扳机或导火索的作用，从而引发情绪改变。一旦引发情绪改变以后，这些精神刺激因素、性格因素又会成为使抑郁症状加重、慢性化和难以治愈的影响因素。还有一部分人对于日常生活、工作、学习过程中发生的生活事件极其敏感，有一点点小事，不论好事坏事，在别人看来不算什么问题，可是这些人就会失眠、坐卧不安，什么事也干不下去，胡思乱想，生活中往往各种事情不断发生，那么以前的状态就一直不好，如果再遇到稍微大点的事件就容易产生更大的波澜，发生很大的情绪改变。还有人对冷、热、饥饿、过饱等身体反应极其敏感，对于别人来说遇到这点事不算什么，很快就过去，但是对敏感的人往往会产生过度的反应，如加很多衣服，或穿得很单薄与环境不符，或躲避被认为冷或热的场合，吃得过饱却认为是腹胀，为此到处求医等。

三、思维因素

（一）负向思维模式

多数抑郁症患者常有负向思维模式的倾向，遇到的不管是好事还是坏事，总是往负面或者坏的方面去想。比如找对象，认为长得好看的异性容易出轨，长得不好看的异性作为对象别人会瞧不起自己；别人批评自己都是看不起自己，对自己不好，为此心情不好或仇恨别人；学习新的知识一次两次没学会，就认为自己笨；工资高的工作嫌太累，清闲的工作嫌工资低；身体稍有一点不舒服则怀疑是不是患艾滋病或癌症了，到医院进行各种检查没查出毛病，证明自己没有患病也不高兴，认为白花钱了，或认为医生技术不行、仪器不先进，所以才查不出来病；别人提醒自己不对，则认为是故意挑毛病，知道别人看到自己有毛病也不说，则认为他明知不对也故意不说，是希望自己犯错，想看自己的笑话等。习惯于运用这种负性思维模式去判断事物就容易引起负性情绪，并且不断积累。

（二）缺乏纠偏机制

人在判断事物时需要知识信息、经验、事实来作为参考依据，看待别人时也需要从各种角度观察，并且收集各种信息，综合起来才能做出正确判断。在某些情况下由于获得的信息、知识情报不一定十分完整，以这样不完整的信息作为基础，来判断事物和人，经常会出现思考、判断失误或出现思想偏差，甚至是错误，如果能够及时发现并纠正这些偏差和错误则不会出现大的问题，但是如果缺乏思想偏差的纠正机制，或是没有纠偏的意识，遇到判断失误时总是寻找外界因素或者找各种理由来为自己辩解，即使是别人指出了问题所在，也不肯承认，继续坚持自己不正确的观点，认为什么事情的失败都是别人的错、别人的影响所致，都是客观因素导致的，自己都是对的，那就不容易找到自己存在思维偏差的原因，或者明知道自己的问题所在，就是不改正，则会出现各种问题、错误、失败，为此容易精神受到打击，出现情绪的低落。

四、情感因素

人总会遇到自己或亲人患病甚至是严重的伤病，有时遇到亲友的死亡、重大财产损失、失恋、事业失败或挫折等事件，使人痛苦、烦恼、郁闷、沮丧、情绪低落，这是一种对事件相对应的、理所当然的反应。在这种情况下如果对这些相应的情感反应不加以任何干预、排斥，那么这些情感反应就会慢慢地减弱并且逐渐消失，因为这些在重大打击情况下产生的负性情绪是理应出现的，其痛苦是不得不承受的，那么根据森田疗法的情绪自然升降法则，不加干预的负性情绪就会从开始的不断加强升到一定程度以后自然下降，并逐渐消失。就是说不管遇到什么困难，只要不去刻意在意它、干预它、排斥它，上述负性情绪和伴随的痛苦就会逐渐消失。但是许多人在不断为过去的事而后悔、自责，用各种方法排斥这些痛苦，比如为此休学、辞职、取消以往的兴趣爱好、不做事、不说话、不出门、终日回忆过去的事情等，好像用此方法就能消除痛苦和烦恼，违背了情绪自然升降法则，过度干预了负性情绪，因此负性情绪随着时间推移不断加强，不能自然回落，就会影响工作、生活、学习。

五、注意因素

注意是精神活动的窗口，人的注意关注到哪里，精神活动就会在哪个范围内展开，往往人的注意与感觉是成正比的，注意越集中在某种感觉上，这种感觉就会越强烈，反之就越弱。注意和感觉之间就像有一种相乘的关系，对一种感觉加以注意，就会察觉到这种感觉，不注意它的时候（注意是零），感觉就会消失，比如有时一不注意钱包丢了都不知道是怎么丢的。高度注意某事时，对这件事的感觉就会被增强，会察觉到平时察觉不到的特别感觉，即感觉特别的强，如注意集中到亲人去世后的那种痛苦感时，痛苦就会不断加强，甚至悲痛欲绝而晕过去；有人到医院体检以前身体没有什么不适感，可是医院检查结果显示身体有异常改变，立即引起注意，关注到自己患病后，痛苦感马上加强，因此而失眠，无法上班，无法做其他事情，仿佛病情在一夜之间加重。

注意因素的另一种形式是过分注重某事。人的注意力是有限的，因此只要有注重的事物，就可能有忽视的事物，为此往往容易忽视另一种或几种事。如果注重和忽视两者平衡关系没有掌握好，就容易导致该重视的事情被忽视、不该重视的事情当大事对待，容易出现人际关系问题，或出现某些失败、损失。比如过度注重与某人的关系，可能忽视与其他人的关系，造成与其他人关系紧张，影响心情；有些人过分注重玩乐而往往忽视工作、学习、婚姻、家庭等，那么这些被忽视的事情就容易受到影响甚至容易失败；过分注重金钱，有时忽视了健康甚至生命。重视的对象如果错误，有时造成轻重不分、主次不分，这样做事的结果肯定会出现错误，结果出现挫折、失败，这很容易影响情绪、睡眠。

六、教育因素

现代人都注重文化知识的教育，文盲已少见，人们具有初中、高中、大学甚至博士学历，于是人们会自信自己有知识。但是生活的常识、心理学的教育、健康相关的常识只是靠日常接触和平日的经验积累，几乎完全不够应对生活中的各种困难和问题，特别是可能不够正确应对压力，然而很多人并没有意识到这一点，从很小的时候起就以为自己已经具备了做人应有的素质，而面对现实生活中的困难与失败、健康问题、心理问题却经常束手无策，导致精神焦虑、烦恼。有些人由于常识的缺乏，经常分不清什么是正常什么是异常，因而常把正常当异常，如亲人去世使自己痛不欲生或失恋十分痛苦，却认为我怎么这么难受啊，自认为难受就觉得什么也不干好好休息最好（期望用这种办法消除痛苦），可是一休息就会有时间去想去世的亲人或者失去的恋人，这样就会更加悲痛、痛苦，甚至失眠，休息也无法改善失去亲人的痛苦，反而恶性循环，使这种失去亲人产生的痛苦情绪逐渐随着时间的延续而加重。

教育因素还包括环境方面。父母、祖父母是儿童或青少年接触最多的人，这些人的生活方式、性格、行为方式对儿童、青少年的成长具有重要影响。如果周围这些人具有神经质倾向、疑病素质、不良生活习惯，以及他们的处理事物的方式有问题，都会潜移默化地影响到儿童、青少年，使他们不自觉地受到熏陶，逐渐变成具有这样的性格和处事方式的人。有人以为这是遗传，而这在很大程度上还包含有环境的影响。有这样一个例子，一个孩子出生以后因某种原因被送到另一个家庭去抚养，那么这个孩子的性格与其亲生父母并不一致，而与养父母性格比较像，说明这个不在亲生父母身边形成起来的儿童的性格没有受到亲生父母的影响。孩子的父母和周围的人就像老师一样用他们的行为、性格、做事方式在影响着孩子，对儿童性格形成和行为方式的建立具有重要的示范作用、教育作用，而性格因素在抑郁症的发生发展中起着重要作用。

七、行为因素

（一）排除症状行动

很多情况下神经质者对某事物产生一种判断时，如果这种判断导致其产生了痛苦或是不愉快的感觉，为此会产生反感情绪，于是采用各种方法和行动去排除这种不愉快感觉，却往往不能实现其目的，于是就更加不甘心，又采取新的方法和行动去排斥不愉快感觉，结果自己的目的没有达到，反而影响了工作、生活、学习。例如某男士由于错误的判断被骗 50 万元，十分痛苦、不甘心、郁闷，他十分反感这些感觉，想通过埋怨他人、把责任推卸到别人身上来减少痛苦，可是这样做就能消除不痛快、郁闷了吗？显然不行，反而越这样越生气、痛苦，上述症状加重，影响学习、工作，于是消除症状的行动升级，周而复始，负性情绪就会越来越重。

（二）消极行动的奖惩效应

生活中很多情况下，人们遇到某些负性事件会自然地产生不愉快甚至郁闷、痛苦情绪，例如说错了话得罪了人，或者被批评、考试成绩差、自己喜欢的人不喜欢自己等情况会产生不愉快、郁闷等负性情绪。这种感觉本来是对这些负性事件的相对应的正常情绪反应，如果不理睬这种反应，它就会慢慢淡下去（符合情绪升降法则）。可是很多人往往不能接受甚至十分抵触这种不愉快的情绪体验，好像是受到了这种负性情绪的惩罚一样，于是用尽量少与别人说话、少与人接触、少做事、不学习、不找对象等方法去减少和避免上述情况的再次出现。如果这样做了确实没有得罪人，或者没有被批评，没有出现别人不喜欢自己等情况，这样的结果使自己感到舒服，那么就像得到一种奖励，使其继续坚持这种生活模式，其结果会没有朋友、被孤立、没有好成绩、没有好工作、没有幸福，一样会影响情绪。

（三）影响情绪的不良行动

1．喜静行为模式

很多人喜欢久坐不动，在家坐沙发看电视，出门坐汽车，上班坐在办公室，上楼坐电梯。这样的生活模式容易导致头颈部、腰部肌肉僵硬和疼痛。出现这些症状后到医院检查，医生关注的是骨、关节、血管、血液生化指标等是不是异常，而容易忽视肌肉是否僵硬，结果疼痛得不到控制必然会影响心情。另外躯体症状没有改善容易吸引注意力关注，影响注意力关注其他事物，导致做事情注意不集中，学习力、思考力下降，睡眠表浅等，少动使体力越来越差，逐渐影响情绪。

2．情绪与行动的相互影响

有些人不喜欢喝水、不喜欢蔬菜就少喝水少吃蔬菜，喜欢喝酒就不节制地多喝酒，喜欢肉就多吃肉，过分凭喜好左右摄食行动。而这些不良饮食习惯和行为不改变，容易导致躯体疾病，即导致生活习惯病，较难治愈，那么躯体的痛苦也势必反过来影响情绪。情绪和行为的相互影响是非常大的。好的行为往往产生令人欢欣鼓舞的成果，带来良好的情绪；不良的行为则容易产生坏的、人们不愿接受的结果，必然带来消极的情绪。

八、能力因素

人在社会上生存，为了能够适应社会生活，完成学业、工作，完成各种任务，实现人生目标等，需要具有各种各样的能力，如学习能力、生活和自理能力、工作能力、社交能力、处理和应对挫折及失败的能力、应对各种危局的能力、选择能力等。这些能力中的任何一种或几种不足都会影响生活质量，引发相应的问题，对情绪带来影响。

（一）能力不足

1．学习能力不足

学生在学校读书需要学习能力。学习能力强者学习效率高，成绩就会好，学习也相对轻松；相反，学习能力差者会感到学习很累，学习效率低，成绩就会不理想。如果不会总结经验，不善于从生活经验，从新闻、书报等各种渠道获得知识信息，则会导致学习成绩差、生活屡遭挫折等情况出现。此时，如果不去想办法提高自己的学习能力，不去改善学习方法，而是把成绩不好的原因归结于考试紧张、受同桌或同学的影响、躯体不适等，当然无法改变现状，于是出现恶性循环，导致情绪异常。不仅学生需要学习能力，生活中的每个人都或多或少地需要学习各种知识、生活常识，这个过程就需要学习能力的支持。不善于学习、不善于总结经验的人往往缺乏学习能力，就容易因此而受挫折、失败，出现情绪问题。

2. 生活和自理能力不足

生活和自理能力是我们在长期生活中自然而然地习得的一种能力。可是很多家长出于溺爱孩子或是单纯想让孩子取得好成绩等原因，代替孩子承担一切家务和必要的事物，孩子一点家务都不做，一点自己管理生活的锻炼机会和时间都没有，生活能力和自理能力没有随着时间的推移而增长，一旦遇到特定环境或情况（比如上寄宿学校、外出工作、结婚独立生活等）就出现适应不良，却不知是自己生活能力不足导致，怪罪别人却无法改变现状，而影响情绪。

3. 工作能力不足

工作能力是在工作中不断学习、逐渐习得的能力。即使上了初中、高中、大学，甚至是读了博士学位，有了一定的知识、技术，但是工作还是需要经过重新学习、锻炼和培养才可以真正胜任的。这种能力需要在工作中建立并不断加强，如果不能及时培养和增强工作能力，导致工作能力低下，就不能适应工作。有些人反复调转工作，有些人感到压力大无法胜任工作，却不知原因何在，不能及时增强工作能力，以至于影响情绪。

4. 社交能力不足

社交能力是与周围人交往的能力，是在生活中逐渐形成的一种能力。很多人的社交能力不足，人际关系不好，不能适应社会生活，与周围人经常关系紧张，经常发生矛盾，却不知是自己人际交往能力差造成的，而把人际关系紧张的原因归结于他人，或者采取回避交往、换班、转学、调转工作等方法解决人际交往的问题。由于不是真正解决了人际交往能力不足的问题，其学校生活、工作，乃至恋爱、婚姻都会不同程度地受到影响，因此影响情绪。

5. 处理和应对挫折、失败的能力不足

生活中一定有挫折和失败，甚至还会遇到危险，出现这些情况就需要处理和应对，如果缺乏这种能力就不能很好地、有效地解决问题，脱离困境。缺乏这种能力的人往往不知自己缺乏这种能力会带来什么影响，变得恐惧、惊慌失措，又

不知道该怎样消除恐惧，于是尝试了各种方法，比如见人就躲避、脸红、胡思乱想等。可这样应对挫折、失败的结果是不仅无法处理好问题，还会陷入更深的危机，形成恶性循环。

6. 选择能力不足

我们在生活、工作中会面临很多选择，可是有时往往前怕狼后怕虎、左右为难，或者无论如何选择，都可能会付出一定代价，所以有时选择对我们来说是很难的。可是无论怎么难，还是需要选择，因为如果不选择，这样无休止地犹豫下去，其结果可能令人更难以接受。如果缺乏这种选择能力，无论遇到大事小事都觉得难以抉择，不但为小事纠结，而且遇见大一点的事就更加犹豫不决。比如，几乎每次买东西都反复挑选、犹豫不决，好不容易买到手了，很快又后悔了，经常千方百计地退货或者换其他商品；选择学校专业、职业、结婚对象等，怎样选择都无法满意，因此绞尽脑汁不停地换专业、职业，迟迟不能确定恋爱对象，不能结婚，以至于家里人为其着急。

另外，每个人做事，在多数情况下是需要思考的。一些事想好了就要去做，比如学习、工作等，而想好了不做，往往一事无成；可有些事想了也不能去做，这些事想了就去做是错的，想了就去做可能会违纪、违规、违法犯罪，比如想不上班就不上班，想不上学就不上学，想贪财，想把别人的钱物据为己有等；有些特殊情况来不及想也要立即做出行动上的回应，比如孩子突然爬向窗户开着的窗台，马上就有掉下去的危险，来不及想是救还是不救，冲上去抓住孩子，就可以避免灾难发生。这些想与做的搭配和选择对一些事的结果影响极大，即有时想了就去做是对的，结果就会成功，既没有想，又没有做，就不可能有成功，而过分注重想而忽视做，往往不对，甚至是心理异常的表现（比如想确认就反反复复询问，反反复复检查，反反复复纠缠某件事等），而这时"想归想，做归做"才是对的。总之，选择能力不足就很容易导致行为问题，间接影响情绪。

7. 耐力、毅力不足

生活会有艰难困苦，需要吃苦耐劳，靠耐力、毅力来克服它。任何成功、胜利都是建立在这个基础上面的，事业以及任何事情都不容易成功，而缺乏对失败、挫折的承受能力，又承受不了失败带来的痛苦，在应激因素面前难免出现情绪的障碍，而很多其他遇到同样应激因素的人，即使一时出现情绪反应，也很快就会平复下来。另外，做任何事情都需要毅力和耐力，没有足够的坚持，往往也难以获得成功。有时，没有坚强的毅力继续努力，目标的实现遥遥无期，承受的压力就会成倍增长，也难免会导致情绪改变。

（二）情商低

情商又称情绪商数、情绪智力，是指人在情绪、意志、耐受挫折等方面的品质。情商低就是情绪、意志、耐受挫折等方面的品质差。情商低的人具有以下特点：

1. 理性差，不懂得收敛自己的情绪，容易感情用事。

2. 心理不成熟。一般心理成熟程度与情商成正比。

3. 对于行为的调控能力较弱。

4. 不善于反省自己的错误，往往把错误原因归于他人或者外界因素。

5. 处事不圆滑，办事不够周全，待人不够热情，往往会因为一些小事斤斤计较，人际交往能力差。

第二节　抑郁症的被束缚精神病理

一、抑郁症被束缚状态的精神病理

日本东京慈惠会医科大学第一代精神科教授森田正马博士首先观察到神经质症的被束缚精神病理现象，其主要内容可以理解为是被束缚的病理。被束缚状态是由精神交互作用和思想矛盾的作用形成的，被束缚是神经症治疗中需要打破的关键。森田的弟子高良武久教授对神经症被束缚的特征是这样描述的：①患者有强烈的想要克服症状的欲望；②对自己的状态有反省、批判能力；③症状发生机制清楚；④有疑病素质，它是由精神交互作用、自我暗示、精神拮抗、思想矛盾发展并固定下来的；⑤症状带有主观虚构性，从症状可以看出防卫单纯化的机制。近藤章久教授认为，森田神经质症的被束缚是由于欲望的心像化和观念的固定化而来，因此表现为意识方面病态的过敏性、狭窄性、固执性。河合博教授观察了神经症被束缚的精神病理现象，指出在患者的注意范围方面，患者注意的中心存在有意识的注意增强，同时对周围的注意显示出意识性相对下降，因此注意随意识的流动性低下以致注意固着。可见神经症被束缚状态确实是一种比较复杂的精神病理现象，有必要深入研究和探讨。作者在日本东京慈惠会医科大学研究工作期间（1999—2003），与中村敬教授、牛岛定信教授、久保田干子教授、黄举坤博士共同总结了以往学者对被束缚状态的认识，进行了一系列研究，提出了神经症被束缚状态的精神病理假说。森田疗法所说的被束缚与我们日常理解的这个词不完全相同，一般我们认为被束缚的意思为：①被抓住；②被某种观念束缚。无论在日本还是在我国，似乎大家都明白该词的含义，因此没有多少人对其深入探讨，但是事实上，森田疗法理论已经给这个词赋予了特殊的含义，因此它已大大超过了我们日常理解的范畴。森田疗法理论的**被束缚**包含了纠结、烦闷、执迷、心里放不下、心里疙瘩解不开、被束缚、被困扰等多个含义。我们深入研究**被束缚**的精神病理后认为，神经症被束缚状态的精神病理具有以下内容：精神交互作用、思想矛盾、注意固着、身体社会功能低下、症状受容性低下、完善欲增强。经过多年的临床经验和深入研究，作者发现很多抑郁症也具有被束缚状态，其精神病理与神经症的精神病理无异，而且被束缚不仅与负性注意偏向呈正相关，还与抑郁和躯体不适症状呈正相关。

（一）精神交互作用

精神交互作用是注意与某种感觉或观念的互相作用所形成循环状态，是使上述感觉或观念增强的过程。森田理论主要是研究神经症的精神病理，因此注重心理方面的注意和感觉之间的恶性循环。其实抑郁症也具有相同的精神交互作用，如某人性格内向、不爱活动、不爱与人交往，长此以往体力不如别人，某天干了一点家务就觉得很累，以后就特别不愿干活，越不爱活动体力就越差，以至于干一点活就感到心慌、气短；有的人打麻将本来是为了娱乐，既然是玩就有输有赢，赢了当然会高兴，输了就不高兴也是正常反应，可是他不甘心，非要赢回来，越是急躁越是容易出牌错误，就越容易输，这样反复循环就会使心情越来越糟糕，回家向家人发脾气，引起家人与之争吵，进一步导致情绪郁闷，这就是精神交互作用的过程和结果。还有越想越怕、越想越后悔、越看越烦、越想越生气、越来越疼等，也都是精神交互作用的体现。精神交互作用一旦发动起来，在很多情况下很难控制，这个时候常是旁观者清，劝说当事人：你别去想，转移注意就好了。其实当事者何尝不知道这个道理，但常常是越想控制就越是控制不住。因为精神交互作用这个动力系统是需要精神能量支持的，这种精神能量的来源就是注意的关注和思想矛盾，二者不改善，精神交互作用也很难得到改善。

（二）思想矛盾

思想矛盾是指思维（包括认知）方面出现的偏差，包括思想偏差、思想歪曲、思想矛盾、思想错误（日语的矛盾除了矛盾本义外还包含偏差和错误的意思）。原意主要指"应该如此"和"事实如此"之间的矛盾，生活中理想与现实、主观与客观、理论与事实经常互相矛盾或不一致，而本人却没有察觉到其中的问题，即没有察觉到思维偏差、歪曲或矛盾的存在，仍然用这种"问题思维或偏态思维"指导自己行动和情感而出现心理问题乃至心理障碍，那么这种"问题思维或偏态思维"称为思想矛盾。生活中人们的判断经常是错误的、歪曲的或有偏差的，但是人们一般不能马上发现，直到出现问题才有可能发现。正常人对修正这种思维无论感到多么痛苦、尴尬，都会及时修正，但是由于家庭教育方式、文化水平、性格特点、个人经验等因素的不同，一些人没有形成很有效的思维调整、监护、修正机制，又很难及时发现自己的问题，即使周围很多人已经指出了自己的问题所在，也不认为自己的思维是错误的、歪曲的或有偏差的（又加一层思想矛盾），因此总是将问题原因归结于他人、客观、外界因素，这样他的思想矛盾总是得不到修正，形成一种不正确的思维模式。因此，一方面思想矛盾直接影响心身健康、人际关系、工作、学习、生活等，使其患某些躯体或心理疾病；搞不好家庭、邻里、单位同事之间的人际关系，不能发挥自己的才能，不能干好工作等。另一方面遇到某种契机就容易发动精神交互作用。如有学生考试总分比以前差不多，但是名次却下降了几名，因此被自己和家长、老师误认为自己成绩下降（思想矛盾，因为名次下降还有可能是别人成绩上升了），于是被老师家长批评，自己也不原谅自己，郁闷、烦恼，认为自己都这么努力了还是不行，自己太笨了（思想矛盾），越是这样想就越郁闷，学习也进行不下去，下次考试成绩真的落下来了，心情就更不好，就越不想学习了，形成恶性循环。

1. 思想矛盾的表现形式

（1）不接受主观与客观、理想与现实之间的矛盾：多数情况下，主观与客观、理想与现实之间都是不完全一致的，只有少数情况下是一致的，只承认一致而否认不一致就是思想矛盾或思想偏差。例如今天天气预报没有雨，今天应该不下雨，可是事实上今天下雨了，你认为不对而无法接受，就是思想矛盾，因为事实上就是有例外，有预报不准的时候。怀孕后理想上希望生个女儿，可事实上生了个儿子，不接受这个现实就是思想矛盾，因而影响情绪。

（2）应该主义：世间一些情况是按照我们想象发展的，就是说你认为应该那样，实际上确实是那样；但是事实上还有许多情况不是按照我们想象的那样发展的，即使这样也是有道理的，也是正常现象。你认为应该这样，但是实际上却是那样的，只承认自己以为的结果是对的而认为实际的结果是不对的，这就是思想矛盾。例如和自己一起参加工作的有 3 个人，前 2 次涨工资其中 2 人涨了，第 3 次应该轮到自己涨工资了吧，其实不然，第 3 次也许就没有轮到自己，可能是比自己晚一期入职的人涨工资了，因为涨工资不一定论资排辈，可能会按照干得好坏或同事、领导的评价等因素综合考虑，那么应该主义就不合适，坚持应该主义无疑会越来越郁闷。

（3）把正常当异常（误解）：很多事这样想或这样做是对的，但是那样想或那样做也是对的，对一件事的感觉这样是对的，那样也是对的，只承认这样是对的，而认为那样就错了就是思想矛盾。例如亲友去世了很伤心是正常的，可不是很伤心甚至还有些高兴也不一定是错的。比如他认为老人都活 100 多岁了，去世也是喜丧，或者他认为老人病得太久了，瘫痪好多年，活得太遭罪了，去世了就少遭点罪，这样想并没有错。如果经常把正常当异常，经常出现思想矛盾或误解，就会影响情绪，出现人际关系、情绪等方面问题。

（4）固执于主观判断：每个人对事物都有自己的主观判断，这种主观判断不一定都错，但也不一定都对。不论认为自己全对还是认为自己全错，总是过分固执于自己的观点都是过于主观，属于思想矛盾。用这种主观判断指导自己的一切行动很容易出现错误，进而影响情绪。

2．思想矛盾的表现特点

思想矛盾的人在说话时常常以我认为、我估计、我想、我推测、我心想、没想到、不可能、不一定、肯定、一定等词语开头。自己从不说自己是最正确的，但从不愿接受别人的劝说、建议，别人说的话就是再中肯，还是总强调我认为，似乎自己才是最正确的。他们的判断常带有主观性。比如他们说的失眠，其实并没有那么严重，家属说听到他打呼噜了，他说根本没有睡着；他说一点力气都没有，其实并不是那样，他喜欢的事一夜不睡都干得很来劲；生活中各种事实不能接受，基本只相信自己的主观感觉和想法。

（三）注意固着

注意固着是在精神交互作用下使注意长期固着在某种感觉或观念时的一种状态，其特点是对注意的重点或者在意的中心感觉极度增强，而对其周围的感觉相对明显减弱。对周围注意的流动性减退，就是对关注的事件以外的事情不感兴趣，视而不见、听而不闻，即其他人认为这样做怎么能行，一定会失败的，在他看来却没有什么不好，无论别人怎么劝说，都听不进去。而对关注的事情时时刻刻放在心上，放在精神活动的中心，注意轻易不会被其他事物所吸引。这种状态轻者一般只是表现为注意对关注以往的事情不容易集中，干什么事都没耐心，注意涣散，而对关注的中心极其敏感，有一点细微的变化都能强烈地感受到。比如自觉乏力，每天躺在床上，别人认为这样天天躺着，体力会越来越弱，自己却认为这样才会恢复体力，可是躺在床上会胡思乱想，越想越难受，情绪越来越坏，浑身不适感越来越明显，身体像一摊泥，越想着乏力就越走不动路，甚至连喘气都觉得费力了。注意固着严重时不能像平时一样随意指向别处，除了关注的事以外什么事也干不下去，就好像自己已经不是自己的司令官，指挥不了自己一样，或者注意转移比平时感到费力或不能转移注意，有时不由自主地，注意又回到所关注的感觉或观念上来。这像一种强迫性关注，而对生活、社交、工作中的事却注意涣散，记忆减退，使当事者十分烦恼，便想极力摆脱这种状态，却陷入更深的烦恼中，难以自拔。对于周围人的劝说，似乎都听懂了，可就是记不住，好像故意在做抵抗。例如有人觉得身体不适，怀疑自己患了大病，胃肠可能烂了，反复到医院检查，反复向医生请教、询问，无论医生怎样解释，都不相信，一刻不停地盯住自己的躯体不适、失眠、沮丧的情绪。注意固着能够一直持续下去的精神动力来源是：①思想矛盾；②完善欲过强；③极力想排除这种状态的愿望。

注意固着的表现形式包括：

（1）周围注意狭窄：注意固着于某件事上，导致对周围事物注意范围狭窄，注意涣散，注意难以集中到自己高度关注的事物以外的事情上，导致对其他事情漠不关心、无心思去做其他事情、听不进去其他人的忠告等。

（2）局部注意增强：由于注意高度关注极少数事物，精神能量大量聚集在这些事物上，导致被关注的事物感觉增强，比如平时感觉浑身难受、疼痛、全身乏力等成倍加强。对关注的事物记忆增强，比如关注躯体不适则记得住症状演变的所有细节、感受，对关注的事情认知极其深入，但是认知范围狭窄，即使是一些心理学专家可能都不及他们了解的那么细致，但在外人看来可能像在钻牛角尖。

（3）注意的调动或者流动性下降：例如某人害怕自己患上严重疾病，时时刻刻关注着身体的每一点不适，稍有不适便迫不及待地查找原因、向别人述说、到医院检查、想办法排除。不能如愿会导致更加高度关注身体的每一个细微变化，对于身体一点点不舒服都极其敏感，而对其他事物不感兴趣、做不下去，注意力难以从关注的身体上主动或被动地转向其他方面，身体的一点点不适都记得十分清楚，而对其他事情记忆明显减退。对关注的事物观察得极其细致，而对其他事物的细节的关注很容易出现问题，因此学习、生活、工作很容易出现问题、错误。

（四）症状受容性低下

这里的症状包括身体不适、失眠、焦虑、心情不好等心理症状，身体疼痛、乏力、食欲下降等躯体症状，以及引起症状的烦恼、压力、挫折、失败、损失等内容。症状受容性低下其实也是在思想矛盾和对症状的反感情绪的基础上发生对这些症状以及引起症状的上述内容的排斥和容忍度的低下。表现在对焦虑、恐惧、抑郁、杂念、强迫、烦恼、躯体不适等症状和压力、挫折、失败、损失等事实的强烈排斥、对抗、抵制，通过不停关注、反复查阅资料、到处就医、请求检查、休息（不去工作或上学）、反复述说、回避、不去做过去喜欢做的事等方法，试图达到消除上述症状的目的。这种态度和做法一般不可能达到目的，因为这些症状起初不一定都是异常的，正常人在某种情况下也会出现上述症状，企图用个人的努力把正常情况下也可以出现的现象全当作异常来排斥、消除，这本身就是思想矛盾，很容易发动精神交互作用，结果反而使这些症状更加严重。而过去的挫折、失败、损失已经发生，无论怎么后悔、排斥都无法改变现状了，对于无法改变的事还要企图去改变，不仅改变不了事实，还会增加烦恼，陷入更深的窘境之中，所以症状受容性低下本身就会加重被束缚，进而加重上述症状。

症状受容性低下的另一种表现形式是对难受或者痛苦的感觉极其敏感，遇到同一件事，有些人没有什么不适感觉，而另一些人就感到痛苦甚至感到极其痛苦。生活中很多情况下会产生比较难受甚至痛苦的感觉，比如有人对焦虑不安、恐惧、尴尬、紧张、饥饿、性饥渴、失恋、被批评或谩骂、被欺负等特别敏感，有人对听到坏消息、看别人脸色、说话态度蛮横等特别敏感，有人对阴天特别敏感，有人对气温高或者低特别敏感，有人对冷风或者热风特别敏感。遇到自己敏感的事就感到难受，因而难以接受、极端排斥，其实如果对这些事不在意，就没有那么严重的不适感、不快感，很快就过去了。可是上述敏感的人，一旦遇到上述情况就感觉难受，一难受就在意，越在意就越关注，越关注就越难受，于是极力想排除，可是怎么做也排除不了，难受不断增加慢慢变成痛苦。这种对事物感受的不同、在意程度的不同，所产生的对这些难受的感觉的受容性也不同，难受的感觉越是强烈，就越想排斥，其受容性就越是低下（即越接纳不了就越放不下）。每个人排除这种感觉所用的方法不一样，有人躲避，有人消极怠工，有人休息在家，不工作、不做家务、不出门，有人不断到医院检查等，以达到减少难受感或减少痛苦的目的，然而这样的做法最多只是暂时获得安慰或安心，不能彻底消灭这些感觉，结果上述症状会越来越重，共同点就是事情已经过去很久了，仍然耿耿于怀，仍然高度关注敏感的事情，以至于上述难受的感觉会持续出现，无法消除。

（五）身体、社会功能下降

身体方面生理、心理功能表现在血压、呼吸、心率、记忆、注意、情绪等多方面，其异常表现在如血压升高、呼吸费力或困难、心率加快、记忆减退、注意集中困难、睡眠障碍、食欲障碍、性欲障碍等，这些障碍的特点是多数情况下都是功能性的障碍。社会功能则表现在工作能力、人际交往的社交活动、家庭生活等各方面，如表现为在工作中常出错，感到工作任务难以胜任，因此频繁换工作或不能上班；学生的成绩下降；处理不好人际关系，与家人、同事、邻居经常吵架；不愿见人，不与其他人交往；不能做家务等，说明可能出现社会功能下降。身体、社会功能的下降，虽然身体检查没有发现异常或明显异常，但表现为工作能力、效率、社交能力下降，身体不能适应正常工作、料理家务，不能完成自己的角色（如不能尽到丈夫、妻子、父亲、母亲、儿子、女儿等角色义务）。这种身体、社会功能下降会进一步引起自卑，往往加重被束缚状态的程度。

（六）完善欲过强

完善欲过强是指人的完美主义性格倾向，这种性格倾向会使人产生一种行为模式。具有这种倾向的人有许多优点，比如上进心强、办事认真细致、遵守规矩等，但缺点是常常对日常生活中正确的、好的、优秀的方面不以为然，认为我努力了，这是应该的结果，只要把错误、失败、问题消灭掉就行了，因此把精力都放在了关注负面事物，对错误的、不好的、低劣的事情及失败、挫折极其敏感，极力排斥，哪怕这只是一个枝节，比起好的方面只是一点点的问题。如对自己考试得了 90 分不以为然，而对丢掉的 10 分十分恼火；丈夫今天休息，打扫了家里卫生，做了饭菜，对此不以为然，好像看不到这些，却很容易发现门口拖鞋没摆好、菜炒得有点咸、炒菜时屋子烟雾缭绕，为此而不满，结果吵架；工作有点累，回到家这也不舒服、那也不舒服，医院检查没有异常，这本来是好事，但不满意没有发现问题来证明自己的判断，又到别的医院检查，又找更高明的医生诊察，结果毛病没找到，症状却越来越严重；有的患者服过药后病已经好了很多，但是不为此高兴，却为留下来的那些症状烦恼、不满意，越不满意状态就越糟。另外，这种人还有一种倾向，什么事不做完美就不满足，非要持续做下去直至满意为止。这样当然有好的一面，会使一些事情做得很好，领导高兴、大家满意，但是实际上，并不是所有的事都需要那样仔细，否则事事那样仔细、事事亲力亲为就容易疲于奔命，好像这个单位、这个岗位、这个家离开自己就玩不转了一样。完善欲过强容易使人出现焦虑、恐惧、强迫、紧张、躯体化不适，这些不良情绪会导致情绪沮丧，使这类人成为抑郁症的易感者。

二、神经质

神经质是人的一种性格特征，一旦具有神经质性格的人患了抑郁症，那么这种性格特征就变成了其精神病理的一部分，这种性格特征便成为患者抑郁症状持续存在的精神动力和难治的原因之一。理解这些特征，把它纳入治疗的体系中，对抑郁症心理治疗具有重要意义。

（一）疑病素质

森田认为，神经质发生的基础是某种共同的心理素质倾向，称为疑病素质。所谓疑病素质是指内心总是怀疑自己有病的倾向，其表现是：

1．精神内向性

经常把活动目标拘泥于自身，偏重于自我内省，特别关注自己躯体方面和精神方面的不快、异常、疾病等感觉，容易关注负面的事情而忽视正面的事情，并为此而忧虑和担心，以自我为中心，被自我内省所束缚，受负面信息限制行动。

2．疑病素质

疑病素质是一种担心患病的倾向。具有疑病素质的人精神活动内向，内省力强，对自己心身状态、不适感觉很敏感，身体出现一点小毛病就容易往最坏的方面去想，总担心自己的心身健康，过分担心自身状况，会产生消极作用。

（二）完善欲过强人格

1. 苛求完美

一件事做得不完美，不合自己的要求、愿望、理想就不能安心，就放不下，下面的事就不能安心做下去，有时做事容易分不清主次，所以做事效率很低，一方面会陷入疲劳的境地，另一方面会总是不满足、不愉快，烦恼也会无止境；世间的事不完美十有八九，如果事事苛求完美，则容易陷于不安、不快、不满之中，对什么都看不顺眼，什么事都不尽如人意，为此会容易处理不好人际关系（包括家庭、邻里、单位）。过高的自我要求会导致过劳、工作效率下降，由于总是达不到自己的目标常常导致情绪低沉。为什么追求完美会容易陷入如此的境地？因为追求完美的人往往十分在意不完美，无法容忍哪怕小缺点、小错误、小失败，把这些枝节的小问题当大问题，把小事当大事来对待，在他们看来，解决、克服、改善了这些缺点、不足、问题，事情就会好起来，因此把这些问题看得特别重大。别人看来鸡毛蒜皮的小事，他们却特别烦恼、生气、纠结，结果事情反而被越搞越差、越搞越糟，处处出问题，处处是烦恼，情绪当然高兴不起来。

2. 生的欲望过强但相应行动不足

生的欲望越强烈那么为实现欲望所需要的行动就需要越努力，这样才有可能实现自己的生的欲望，否则欲望很强而行动不足就无法实现自己的生的欲望。另外，更多的可能是不知道应该怎样努力来实现生的欲望，不知道怎样围绕生的欲望来行动，这等于目标不清、行动方向不明，其结果是实现不了生的欲望，那么就会影响情绪。一旦患病，行动力会进一步受到负面影响而下降，这样势必影响治疗效果，成为治疗的障碍。

3. 应该主义

做什么事都想当然、理想化，认为"这件事应该这样，不应该那样"或者"只有这样才行，那样绝不行"等，否则就无法接受，无法安心。可现实中的事物恰恰不是按照我们的想象或者按照一成不变的规律去发展的，如果不能理解这一点，固执地遵循自己的理想化思维去行事，而拒绝接受客观事实，就容易陷入矛盾冲突和烦恼之中，陷入错误的判断之中。例如：某学生认为自己学习很努力，应该能考上好大学，可是事实上却没有实现自己的理想，不接受这个事实，那就容易增加烦恼。应该这样不应该那样往往是想当然。世间理想和现实、主观和客观、想象和事实都是有差距的，有时这种差距比较微妙，不容易被察觉，或者如果不变换角度确实难以察觉，如果是这样，由于没有察觉就不接受这种差距，不愿接受现实、客观、事实，那么就容易产生心理冲突，不断影响情绪。

三、抑郁症的其他常见精神病理

（一）精神拮抗作用失调

人的精神活动有一种对应和调节心理平衡的现象，这种现象类似人体中作用相反、彼此制约、相互调节的拮抗肌的作用，因此被称为精神拮抗作用。例如遇到别人批评自己时，会出现"这怎么能怨我呢"的相反心理；被表扬则谦虚起来说"不行，不行，过奖了"。这些所谓相对观念是精神领域中的一种自我防卫、自我调节机制，常常无法随意自行消除。适度的精神拮抗作用，可以保持我们的欲望和抑制之间的平衡，保证人的精神和行为的安全。但是这种精神拮抗作用过弱、过强都会引起精神活动、行为的异常。

如果缺乏这种精神拮抗作用，就容易出现缺乏抑制的冲动行为。若精神拮抗作用过强，则容易丧失精神活动的自由，就像肌肉的拮抗作用过强而导致肌肉强直或肌肉痉挛一样。例如，站在高处时，任何人都有害怕跌落下去的害怕心理，同时产生别害怕的想法也是正常的，但是想用别害怕的想法去除掉害怕的心理是徒劳的，反而会更害怕，甚至吓得两腿发抖，这是因为精神拮抗作用过强所致。

这种精神拮抗作用过强在抑郁症治疗中往往起到绊脚石作用。患者积极求治，可是每当医生提到一种治疗建议，便马上提出相反的想法，好像故意与医生作对似的。比如医生说："你这病需要吃药治疗。"他会说："那不行，副反应受不了，断不了药就麻烦了。"如果医生开始治疗时说："先不用吃药。"他又会说："那能治好病吗？那我不是白来了吗？"

所以精神拮抗作用过强或者过弱，既可能是心理疾病的原因也可能是后果，同时在治疗中也是障碍。

（二）情绪或感觉左右行为

情绪左右行为也叫情绪本位，是指不是根据自己的思想判断决定自己应该怎样行动、应该做什么事情，而是根据自己的情绪好坏（喜欢不喜欢、愿意不愿意、好意思不好意思、害怕不害怕）来决定自己的行为。正常人大多数情况下都是以认知主导行为的，也或多或少地有少量的情绪本位，即只是某一两个方面比较情绪化，或者容易受情绪左右，比如饮食方面、爱好方面等，但多数方面还是以认知主导行动的，而且这样做一旦遇到问题，可以不断加以纠正。而抑郁症的情绪本位、用情绪左右行动，是一种不健康、幼稚的行动方式或生活态度，常常表现为较少地以认知主导行动。喜欢做的事不辨其好坏和轻重都愿意去做、不厌其烦地做，不喜欢的事不管实际生活是否需要也不愿意去做；愿意做的事不分好坏都去做，不愿做的事不分该做不该做都不去做，不好意思做的事、害怕的事就回避而不管该不该回避。比如有些人喜欢玩电子游戏，就整天沉浸于游戏中，不管谁的劝阻都不听；而不喜欢上学就不去；不喜欢参加社交活动就不去；不喜欢运动，不管是否身体需要都不去运动，结果身体越来越胖，却在所不惜；不喜欢的人和事就回避，不管是否需要交往；不愿意和人打招呼，就不吱声，见熟人就低头过去；见异性不好意思就不看异性，尽量躲避社交，不喊别人的称呼；害怕某种场面就尽量躲避，不管是否需要出席这种场合。情绪本位的行为准则有益于不良习惯、不良行为的形成和持续，而不利于良好习惯的养成，一旦患了抑郁症也很容易坚持自己的病态行为方式和生活方式。比如整天躺着，一直待在屋里，很少与人接触，家里人劝其到外面走走，也说不愿意到外面而愿意待在家里。这种情绪本位容易使抑郁情绪慢性化。

感觉本位指用感觉的好坏左右行动，它是情绪本位这个概念的延续，是作者提出的一个新的概念。一些人对于事物往往根据感觉的好坏去行动，感觉好就去做，感觉不好就不去做。这样做在一些事情上是可以的，比如感觉这道菜好吃就吃了，感觉不好吃就不吃；感觉这个人好就交朋友了，感觉不好就不交朋友。但不是所有用感觉左右行动做的事都是对的，比如与某人交往感觉不错，可是没想到他是骗子；感觉这个酒比较好喝，就喝了很多，还喝醉了，而且还伤害身体；感觉走路多了比较累，就不愿走路，这样就更走不动路。

（三）为所欲为

这里所说的"为所欲为"是指即使是负能量的事、没有意义的事或即使是不好的事甚至是影响身体健康、违反道德、违反纪律、违反法规的事，也要想干就干，不达目的就难过，不达目的就不罢休。比如暴饮暴食、好吃懒做、拼命玩乐。这种行为方式很容易出现坏的、甚至是无法接受的结果，导致情绪改变，而一旦引起情绪改变，这种为所欲为的行为方式就成为了负性情绪难以治愈的精神病理。

（四）负向思维

负向思维是一种遇事总往坏处想的思维模式。如走路时遇到朋友，给朋友打招呼，对方没反应，认为"他可能特意不理睬我"或"他可能看不起我"；稍有身体不适就认为自己是患了大病；稍有睡眠不好就认为患失眠症；考上大学就愁学费、愁还要苦学 4 年，考不上大学就觉得没前途了；虽然治疗一段时间，症状减轻了不少，可是却认为"我都治疗这么长时间了，花了这么多钱了，还有这么多症状没治好"。就是说只能看到事物负向的、有缺点的一面，看不到其正向的、好的一面，那么心情就不容易变好。负向思维也是一种自我防卫的思维方式，本意是避免自己被骗、生病、发生事故、受损失等，但总是这样想问题的负向思维倾向就容易导致情绪低沉、焦虑、烦闷。人如果能看到白色、看不到红色是属于色盲，而能看到坏的或负面而看不到好的或正面是怎么回事呢？这就不是眼睛的问题了，是大脑思维方式和看问题角度的问题了，固执地从一个角度看问题，从单方面想问题，自然会出现上述结果。

（五）负向情绪

它是相对正向情绪而言的，负向不仅带有负的意思，还带有可以进一步向负的、消极的方向发展的含义，以至于负向情绪越来越严重。死的恐怖既是一种消极的防卫本能也是一种负向情绪，表现为以下几方面：

1．怕得病、怕死、怕脏。

2．怕丢人现眼、丢面子，怕被人瞧不起，怕被人贬低、批评，怕被笑话、欺负、欺骗、玩弄、背后说坏话。

3．怕被说无知或傻瓜。

4．怕失败、挫折、困难。

5．怕退步，怕损失。

死的恐怖伴有负的精神能量的注入，产生消极的精神动力，因为这种精神动力会产生消极的防卫行动。死的恐怖越强烈，所消耗在死的恐怖的精神能量也越大，所产生的消极行动对人的负面影响也就越大，那么正向情绪所需的精神能量就不足，积极的行动缺乏精神能量的支持就会减少，而负向情绪和消极行动就占据了精神活动的主要地位。死的恐怖的反面是生的欲望，这是一个事物的两个方面，两种不同表现形式。死的恐怖越强烈说明生的欲望越强烈，这种本能的情绪是不能被消除的。具有神经质倾向的人或具有疑病素质者在遇到挫折、失败、痛苦、打击等的时候，就容易发动负向精神交互作用，情绪容易由正向转为负向，围绕生的欲望的行动转变为围绕死的恐怖的行动，使伴随围绕生的欲望的行动中倾注的精神能量转向围绕死的恐怖的行动中，后者在其强大的精神能量作用下占了上风，围绕死的恐怖的行动会不断增加，那么死的恐怖也会越来越强烈，负向情绪也越来越强烈。

（六）思维监督和修正机制不健全

由于思维活动的信息来源、本人知识面、生活经验等因素的影响，思维在多数情况下不可能达到十分准确无误，有时思维出现偏差、歪曲、错误也是在所难免的。正常情况下人们会根据事实、生活经验、亲友的意见、电视广播书刊杂志等新闻媒体的信息，对自己的思维不断修正，纠正那些偏差和错误。而一部分人缺乏这种思维监督和修正机制，轻易不会信任事实、别人的经验、亲友的意见、媒体的信息，不管遇到什么问题也不去修正自己的思维，而总是寻找外界的原因，愿意相信那些自己认为是对的或者是错的信息，从不承认自己的思维、判断可能存在问题或有偏差，因此在偏差或错误的思维基础上很容易又出现新的问题。即使再次出现问题，还是不愿意从主观上、从自身找原因，那么这种思维监督的问题就无法被发现，也得不到修正，思维偏差、歪曲、错误就会不断影响自己的情绪。

（七）自我保护的误区

1. 推诿

生活中经常会遇到挫折、失败、困难、窘境、害怕、惊险等情况，一些人往往总是从客观外界或其他人那里、其他方面寻找发生问题或失败的原因，把问题、失败的原因或责任都推诿干净，而无视主观因素，不愿寻找自我方面的原因，拒绝自我检讨，以这样的方式获得自我保护、推脱责任，以获得自己安心。有此倾向的人由于遇到问题总是寻找外界因素，而忽视内在原因，他们这样做时并不一定意识到这是在保护自己，他会以为自己寻找到了发生问题、失败的真正理由和原因，以为自己是对的，用这种方法使自己减少由于挫折和失败带来的烦恼和痛苦。但这样就无法找到困难的真正原因，那么也就难以解决困难，一旦遇到上述负面事件又会陷入困境，所以很容易使情绪陷入低谷。

2．逃避

生活中经常会遇到挫折、失败、困难、窘境、害怕、惊险等情况，很多抑郁症患者往往用逃避来应对这些情况。逃避有时使逃避者暂时获得安心感，但是事实上是不可能通过逃避来获得从困境真正的解脱。既然不能获得解脱，那么逃避就不是一种最好的解决问题的方法。但是这些人往往不去寻求更好的解决问题的方法，而是每当遇到挫折、失败、困难、窘境、害怕、惊险等情况，便固执地用各种方法逃避。比如考试成绩落后了就气馁，不想上学，或者即使上学也不再努力；人际关系出现问题就调转工作，以至于大学毕业一年竟然调转六七次工作，调转来调转去，有些人最后就再也不想工作了；有些学生与同学关系不好，宁可多花钱住宾馆或高价租房子也要搬出集体宿舍；有些人害怕得病就不上班；害怕被别人看不起就不与别人交往、不参加社交活动等。

3．发脾气

生活中经常会遇到挫折、失败、困难等使人烦恼的局面，有些人一遇到这种情况，便发牢骚、发脾气，以此法来缓解心中的压力，达到自我保护的目的。虽然这样做可以起到暂时缓解心中怨气、怒气的作用，但是这样的结果并不能够真正解决眼前的困境，反而由于自己的发泄导致周围人的不满，影响人际关系，影响自己解决困难，反而使自己陷入更深的麻烦和困境之中。

4．颓废

人生的道路上经常遇到挫折、失败、困难，解决这些问题不是那么简单、容易的，在反复挫折、失败、困难中前进是艰难困苦的。那么为了尽快地改变这种局面，为了"保护"自己不再受其苦，有人开始颓废，不再上进，不再努力工作、学习，或者工作懈怠、学习马虎、生活懒散，甚至不上班、不上学、不做家务、不与人交往，而疏于料理家务，经常喝酒、打牌、玩网上游戏等。其结果是生活、工作、人际关系一团糟，各方批评接踵而至，这样使情绪更加糟糕，形成恶性循环。

5．后悔

大多数人在为了前途、健康、幸福而努力的过程中，是要费很大力气、吃很多苦的。不愿付出艰苦努力而期望眼前安乐也是一种自我保护。为了给自己找到可以不再努力、不再付出辛苦的借口，便遇事后悔，"要是早点下海经商就好了，那时的买卖多好做""要是早生20年就好了，那时工作多好找""要是早听父母的话就好了，也就不至于沦落到现在的样子""要是早点注意饮食、多锻炼身体就不至于像现在这么胖了""要是早点买房子，就可以买到便宜房子了"。常常沉浸于这种后悔之中，就容易缺乏为前途、健康、幸福而努力的动力，就有了不去努力、不去作为的理由。

（八）只想获得，不愿付出

人要想获得任何东西都需要付出一定的努力。想得到食物，就要花钱或通过劳动去获得；想得到别人的好评，就要努力工作学习、孝敬父母、助人为乐；想获得健康就要经常付出辛苦去锻炼身体，注意饮食，保持乐观情绪。最大限度地做有益于别人、自己、家庭、社会的事，在这些活动中做出成绩，受到尊重，才会快乐。很多人只是怕得病、怕被人瞧不起、怕财产损失，而怕的背后其实就是想获得，如获得健康、尊重、财产等，而想获得就必须先付出，不懂得这个道理，就会不知怎样付出，而不付出当然很难得到自己想要的结果，得不到想要的健康、尊重、财产等就容易产生不安、烦恼、抑郁等症状。

（九）迷茫

生活中的事物有大有小，有轻有重，若做事分不清大小轻重和先后，则容易犯错误、出问题，甚至患病。比如有人怕患传染病而把洗手当成大事，每天花数小时洗手，看起来好像预防了传染病，却患上精神疾病，耽误了工作、学习和生活，耽误了人生的幸福、快乐；有学生把做好每一道题当作大事，可是考试时由于过于仔细认真地答每一道题，在不会的难题上花了过多时间，而使会做的题没有时间去答，反而考试成绩较差；两人婚姻很幸福，却因一件小事斤斤计较，反目成仇，最终离婚，甚至为此一辈子单身，影响了双方和子女一生幸福，可是很多年后回想起离婚的事，只是由于几句话、一件小事而草草决定了一生的大事。

对事物的大小、轻重的评价有客观和主观之分。明明在大多数人看来是大事、重要的事，有人却没有意识到或者忽视它，而把自己眼前的小事当作大事和最重要的事。比如大家都认为儿女的前途事业最重要，某人却认为儿女在身边最重要。有人认为脸面最重要，有人认为健康最重要。这种认识上的差距，就会出现行为模式的不同，而这种大小、轻重事物选择错误则会导致一系列不良后果，包括破坏情绪，甚至导致疾病。

迷茫的表现很多，总的来说是忘记了初衷，忘记了人生目标，做事没了目的，没了方向，而且对于别人的劝告无动于衷，分不清大小轻重，做事不计后果，对于自己的懒惰、不作为等行为十分地执着，不求改过。这样似乎可以很舒服，但是距离正常轨道越来越远，被别人所耻笑，而这是其最不愿接受的局面，进而加重情绪的改变。

第三节　抑郁症发病的负性注意偏向与被束缚机制

有人说森田疗法很简单，因为用不了多少时间就可以把其理论从头到尾学一遍，就是说理论内容不多。但有些人又说森田疗法很难，难就难在不容易真正理解森田理论的实质，为什么有时会那么神奇地治好一些疑难病例？其机制是什么？患者来求医是想请医生帮助消除患者迫切想要消除的症状的，为什么采用顺其自然的治疗原则？为什么采取不同的治疗技法？为什么推崇作业疗法去干活、劳动、运动？似乎很多人不得要领，为此有人对森田疗法不以为然，半信半疑，甚至根本不信，还有人说"治好了也是巧合，没有代表性"。没有真正理解森田疗法实质的还大有人在，必须从森田疗法的抑郁症发病和治疗机制开始加以详细解析。

一、抑郁症发病的注意偏向和被束缚机制

我们的研究结果显示，抑郁症患者有一种对负性信息的注意偏向，负性注意偏向容易使注意难以从所关注的负性信息中解脱出来，这样反复作用，使患者容易陷入被束缚的状态之中。负性注意偏向是与被束缚的严重程度呈正相关关系的，即负性注意偏向越严重，被束缚程度也越严重。而负性注意偏向并不是直接与抑郁情绪相关，而是通过被束缚机制与抑郁情绪发生关联。在对负性信息关注的背景下，由于某种契机产生了思想矛盾（一种认知歪曲、错误或思想偏差），以至于人的注意力更加集中地指向身体某处的感觉或某种思想、观念，越是注意这些负性信息，就越是使自己的某种感觉过分敏锐或某种观念被确定，更加使注意被强烈吸引到这些方面来，并使注意力不由自主地关注这些不适感觉或事物，而不能像以前一样根据需要随意集中指向别处，这就是注意狭窄或固着（负性脱离指数与负性注意偏向正相关）。森田疗法把这种注意集中-感觉过敏-注意狭窄或固着的循环过程叫做精神交互作用。该作用造成被束缚状态，被束缚又分别

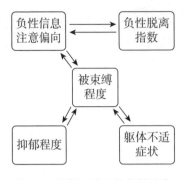

图 3-1 抑郁症发病的负性注意偏向和被束缚心理机制

与抑郁情绪和躯体不适呈正相关，于是这种精神交互作用导致的被束缚精神病理把注意偏向和抑郁症状、躯体不适症状联系到了一起。作者把这一过程称为抑郁症发病的负性注意偏向、被束缚机制（图3-1），这种精神交互作用机制下最终形成一种被束缚状态。作者研究发现，被束缚状态的程度与抑郁情绪、躯体不适症状的严重程度呈正相关，即被束缚状态程度越强，那么躯体不适、抑郁情绪也越严重，说明在这个状态下产生和加强了躯体不适、抑郁症状。森田正马教授认为被束缚机制的形成至少包括两个要素，一是思想矛盾（包括思想偏差、思想歪曲、思想错误），二是精神交互作用。由于一些人缺乏常识，常常把正常的现象当成异常，搞不清理想与现实、应该与实际、想象与事实的差距，使其判断常常出现偏差，但并不一定能及时发现和纠正这些问题，在这种思想矛盾作用下，通过某种契机使人的注意向某处集中，于是引起了精神交互作用，引发精神交互作用的机制称为被束缚机制。作者经过多年研究发现，被束缚机制所形成的不仅是神经症性症状、抑郁症状，还有一种被束缚状态。在被束缚状态中不仅存在思想矛盾和精神交互作用，还包含有症状受容低下、注意固着、身体社会功能低下、完善欲过强等精神病理内容。几乎所有的神经症患者和相当多的抑郁症都存在这种被束缚状态（上述精神病理内容显著高于正常对照）。比如35岁某男，既往性格完美主义倾向，由于生活中对任何事都过分挑剔，10年前对象和自己分手，他不接受此失恋事实，认为世界上不会再有其他女子比前女友更好了（思想矛盾），越来越觉得这是自己一生最大的痛苦（精神交互作用），因此虽处青春年华却不再找对象，无论家人、亲友如何规劝自己均不能动摇这一决心（受容性低下），思想无法从这次失恋中走出（注意固着），影响了生活、工作、人际关系（身体社会功能减退）。由于工作不在状态，工资和职务涨不上去，越来越郁闷，于是换工作，可是情况越来越糟，于是发脾气，出现失眠、早醒，觉得生不如死。又如，某男生意失败，欠人家很多外债，于是把房子卖了还钱，可是房子刚卖不久房价就上涨一倍，他无法接受这一事实（受容性低下），随着时间推移，房价继续上涨，如果此时卖出至少可以多卖100万，可是已经卖了，已经没有办法挽回了，他悔恨自己不会把握时机，悔恨自己时运不佳，怪自己不该做生意，怪生意失败（思想矛盾），越想越气、越沮丧

（精神交互作用），住在租来的房子里怎么也不踏实，总想着自己原来的房子（注意固着），每天郁郁寡欢，失去往日欢乐，经常请假休息，什么也不想干（身体社会功能减退），吃不好、睡不着，医院诊断为抑郁症。

二、抑郁症自残、自虐、自杀行为的心理机制

抑郁症患者的思想和行动经常围绕死的恐怖（开始怕自己的病治不好而不得善终，怕病得太痛苦，怕被人欺负瞧不起，怕治不好人财两空等）在活动。思想总是看负面，通过精神交互作用，逐渐死的恐怖越来越被自己关注，围绕它的行动越来越多，生的欲望越来越不被自己在意，结果使自己越来越痛苦。为了消除痛苦，患者不工作、上学，不做家务，不出门，不与人交往，这样反而越来越痛苦。有时患者通过自残或自虐方式带来的感觉，代替一下当下的痛苦，通过发脾气发泄一下心中郁闷，好像也可以获得暂时的解脱。时间久了这样做也不能真正消除痛苦，有的人用结束生命来彻底回避当下的痛苦。眼前的痛苦已经被患者放大到无限大，误认为死是摆脱痛苦的好方式。

第四节　抑郁症的森田疗法治疗机制

森田疗法与其他疗法不同的是，它不是以直接消除各种抑郁症状为主要目标，而是以打破被束缚状态、恢复身体社会功能为主要治疗目标，通过灵活地运用森田疗法的各种治疗方法（如作业疗法、运动疗法、日记疗法、综合治疗等）提高患者对症状、对那些已经无法改变的事实的受容性，放下这件无法改变的事。这样一来以往无法接受的症状和那些已经无法改变的事实作为条件刺激引起情绪反应的状态被切断，即产生条件反射抑制，切断了关注症状和那些已经无法改变的事实产生的精神交互作用，打破注意固着于抑郁情绪、躯体不适症状、无法接受也无法改变的事实上的状态，改善思想矛盾，使患者的精神能量由一直供应给对负性信息的关注和围绕死的恐怖的行动，转变为持续供应给围绕生的欲望所进行的有建设性意义的行动。这样一来生的欲望和围绕它的行动得到精神能量的支持而被激活、扩展，并从所进行的各种有意义的活动中获得成就感，同时死

的恐怖的行动以及各种精神症状则失去精神能量的支持而失去动力。这样精神能量新的运行方向和新的行动的结果打破了患者的被束缚状态，逐渐降低被束缚程度。由于抑郁症的被束缚程度与躯体不适症状和抑郁的程度呈正相关，所以被束缚状态越降低那么相应的躯体不适症状、抑郁情绪就会越减轻，这就是森田疗法对抑郁症的治疗机制。

　　一切负性事件都是无条件反射，产生负性情绪反应，与负性事件相关的负性信息往往也可以作为条件刺激，引起负性情绪反应，这属于条件反射。反复关注负性信息，就会不断强化负性情绪，使负性情绪不断恶化下去；而发挥生的欲望，不断围绕生的欲望行动，就会取得一定的成果，引发愉快的情感。多次重复以后，这些行动的信息也可以产生条件反射，使围绕生的欲望的行动变成正性情绪的条件刺激，使其愿意继续这样做下去，同时由于这种行动，切断了关注负性信息产生的精神交互作用，所以具有治疗作用。失败、挫折等刺激引起的烦恼、不适感是正常心理反应，属于无条件反射。对于无条件反射，如果不去关注，这种反应会自然产生和消失。所以对于正常心理反应是不必去关注的，让其自然产生、自然消失才不会受其影响。过度关注这种反应就会引起负向精神交互作用而导致反应的不断加强和固定。了解这种理论对于治疗各种心理疾病具有重要意义。

第四章 综合医院常见的抑郁症

第一节 抑郁症状的共同特征

一、情绪低落

持久的情绪悲观，轻者闷闷不乐、无快乐感（高兴不起来）、兴趣减少或丧失，重者悲观绝望、度日如年、厌世或自伤甚至自杀。典型患者的抑郁有早上重晚上轻的节律变化，但也有晚上重白天轻的案例。在情绪低落的背景下，自我评价降低，产生无用感、无助感，自责甚至自己惩罚自己，少数严重者出现妄想和疑病妄想或者幻觉，但是这些幻觉、妄想多是在心情不好的基础上发生的。

二、思维迟缓

患者思考的速度减慢，反应较前迟钝，好像一下子老了很多，言语减少，语速减慢，声音低沉，交流困难。

三、意志、行为能力减退

行为较以往缓慢，生活被动、懒散，不想做事，不愿和周围人交往，常整日卧床，闭门独居、疏远亲友、回避社交。严重时连吃饭、喝水等生理需要和个人卫生都顾不上，自述口干，问其每天喝多少水，却说想不起来喝水；不动、不食，表情痛苦，可有坐立不安，甚至手发抖；常伴有消极厌世的念头或自伤、自杀行为。

四、认知功能障碍

表现为近事记忆力减退，注意力障碍，反应迟钝，抽象思维能力差，学习困难，语言流畅性差，空间知觉、眼手协调及思维灵活性等能力减退，影响社会功能。但是这种认知功能障碍随着抑郁症状的改善可以恢复。

五、身体不适症状

主要有失眠、早醒、全身乏力、说话有气无力、食欲减退、体重下降、身体不固定部位的疼痛感、性欲减退等。身体不适可涉及消化系统，如恶心、呃逆、腹胀、腹痛、腹泻等；心血管系统如心慌、胸闷、胸痛等；自主神经功能失调的症状如怕冷、怕热，头痛、头晕、失眠等，这些躯体不适与负性情绪以及不良生活习惯关系密切。

在以上 5 个方面的特征中，每个患者基本上都有情绪低落的基调，同时可能不同程度地存在其他方面的特征，也可能 1 ~ 2 个其他特征比较突出，而其余特征不明显。这是疾病发展到不同阶段的表现。

第二节　综合医院常见的抑郁症

ICD-11 中抑郁症的分类较多，森田疗法并不能治疗所有抑郁症，治疗的对象除了具有上述抑郁症状的共同特征以外，还存在以下特征的才更适合森田疗法治疗，即存在精神交互作用和完善欲过强的基本基调。精神交互作用是注意和感觉或某种认知的交互加强作用（比如越觉得乏力就越不愿动，越休息就越累；越不愿出门，就越孤独，越孤独就越郁闷等）；完善欲过强就是对人、对己、对事物总是苛求完美，所以对不完美十分在意，对于小的失败、挫折、错误、烦恼都无法接受，经常把生活中负面事情放大，把自己、他人、事物的缺点放大；处于对生活目标期望太高，总是难以实现的状态。

同时根据抑郁症的发生发展中是否存在受容性低下、思想矛盾、注意固着、兴趣爱好缺乏、完善欲过强、欲望高而行动弱、精神交互作用或是否上述因素混合存在，它们在抑郁症发生、发展、预后、复发中是否起到重要作用，而把抑郁症分为如下类型，以便于森田疗法治疗的展开。

一、受容低下型抑郁症

抑郁症状的发生发展过程中受到过重大委屈、欺负、失败、挫折、配偶的外遇、失恋、财产的损失（被骗、被偷、被抢）、愿望落空等重大精神刺激。正常情况下这些负性事件在发生之初都会带来不同程度的情绪反应，时间越久则其带来的负面影响越小，随着时间的推移，负性情绪反应逐渐消失。但是仍有一小部分人，上述应激事件已经过去半年以上，负性情绪不仅没有逐渐消失，反而越来越强烈，不论过多久都对以往的负性事件耿耿于怀、无法释怀和放下，用不结婚、不恋爱、不工作、独处、不上学、不社交、不做家务、不说话、不出门等方法排斥自己的烦恼，用痛哭、生气、酗酒、暴食、自伤等方式发泄怨气，因为这样做了就会暂时减少一点烦恼和痛苦，获得暂时的心里安宁；为此一直处于没完没了的怨恨、后悔、逃避、忌讳和上述行为的循环状态之中，无论过了多少年，思绪仍然离不开那些陈年旧事，经常述说以往的伤心事，仿佛就是昨天发生的事。重视这类患者的受容性低下，这比重视应激因素更有益于治疗，因为上述应激因素刺激只是使少部分人患病，而具有受容低下的人几乎都容易在上述应激情况下发生抑郁症状，而提高受容性加上抗抑郁药物是治疗这类患者最有效的治疗方法。

青少年的受容低下型抑郁症有其特殊的表现，原因比较常见的是无法接受没有考上喜欢的学校、没有考出好的名次、父母经常吵架、父母离异、没有受到表扬；或者受到了批评指责、嘲笑、孤立，受了欺负、猥亵、性骚扰；自己喜欢的异性不喜欢自己，自己想要的东西没有得到，父母关心自己的兄弟姐妹等。也许在别人看来这些都不是大事，或者说也不至于难过这么久，但是他们无法接受，无法放下这些已经出现了、无法改变的事情，用生气、不与人交流、不听话、不吃饭、不上学、不写作业、打游戏，甚至自残等方法发泄，来排斥无法被自己接受的事实。结果往往无法实现排斥的目的，情绪越来越差，以至于影响学习、生活、人际交往等。

ICD-11 中的延长哀伤障碍，基本符合本型抑郁症的特点。此病在国际上多年前就引起关注，但对其实质精神病理一直没有比较一致的认识，所以病名曾定为病理性哀伤、创伤性哀伤、复杂性哀伤。作者研究发现，患者存在被束缚精神病理，一直无法打破，所以永远无法接受如亲友去世这样的事实。虽然也知道这样做无任何意义，但仍然悲伤、懊恼、悔恨、悲痛，放不下此事，无法正常工作生活，同时具有抑郁症的基本症状，作者认为可以归入此类抑郁症。受容低下型抑郁症症状的发生往往有一些应激因素，如特别的委屈、欺辱、强暴或猥亵、重大失败和挫折、配偶的不忠或外遇、挚友的背叛、失恋、财产的损失、亲友死亡、受骗、重大愿望落空、重大疾病等。遇到这些精神打击导致情绪低落很容易理解。一般情况下过一段时间，不超过半年，多数人会不知不觉地放下、淡忘这些让人难过的往事，逐渐恢复往日的生活。但是一些人即使时过境迁，仍无法接受和放不下上述事实，不论过多少星期、多少个月甚至过多少年都对此耿耿于怀，不能放下和淡忘，打不开心结，没完没了地怨恨、后悔、逃避、忌讳、纠结等（当然这其中有些人放不下是有原因的，比如失恋以后还生了孩子，生活无着落，自己和孩子没有名分，社会有偏见；有人被骗了钱财，背上巨额债务无法还清等）。还有一些人对于在受到精神打击以后即使是正常人也会发生的一些躯体不适、焦虑、郁闷、恐惧等反应（在众人面前被批评、谩骂、殴打以后的懊恼、沮丧、没脸见人、痛苦，患重病时的内心恐惧等）过于排斥，用各种方法试图消除上述症状或烦恼，不停地查资料、上网搜寻信息，找人述说、咨询，自己悔恨、抱怨，不停地辗转各大医院进行各种检查，甚至酗酒、冲动行事等。即使这样做了，自己想要排除上述烦恼、不适感的愿望也无法真正实现，而排斥的反作用力使其更加悲观、绝望、痛苦，抑郁症状加重。这种对于无法解决的问题不能接受和放下，仍不断千方百计地排斥，试图消灭，反而使问题更加严重、复杂所伴随的抑郁症称为受容低下型抑郁症。如果不能注意到患者这个特点，针对性地进行心理治疗，而是单纯抗抑郁药物治疗，抑郁症状仍然难以彻底治愈。

二、思想矛盾型抑郁症

既往就有看事物总是看负面、缺少正向思维的倾向，生活中遇到好事也想不好的一面，遇到不好的事就会感觉更糟糕，情绪很难好起来；或有应该主义倾向，不论什么事都只接受自己认为应该的结果，不愿承认事实，而现实生活中理想与现实、想象与事实、主观与客观多数情况下是不一致的，或者说两者不一致不一定是不正常的，若不能认识到这一点，那么情绪就总是会不愉快；还有一种情况是做事不去区分大小、轻重、主次，比如一个人每天为小事斤斤计较，陷入这种状态时就会忘记健康更重要、幸福更重要、和谐更重要；有时分不清正常与异常，比如很多情况下别人看自己没什么不正常，自己却觉得哪都不好，感到不愉快；自己平时工作不怎么努力、不太出色，没有升职本来很正常，却感到痛苦；又比如自己的病都十几年了没有治好，换一个医生，刚治疗半个月，虽然有些进步，但是没有达到理想的效果，这本来是很正常的事，却感到十分失望和沮丧等。明明是自己的原因导致恋爱失败、工作失败、人际关系不好、升迁失败，自己有错误，导致失败很正常，承认失败，总结经验，重新再来本来不会出现问题。可是患者不这么认为，偏偏把出现问题的责任都推到其他人或者客观因素那里，因不符合客观事实，其结果往往不会因此而改变现状，反而情况更糟，导致情绪低落。这种类型的抑郁症状与其思维出现问题关系密切，不从思维入手解决，很难彻底解决抑郁症状。

三、注意固着型抑郁症

既往生活中很容易拘泥于某事，一旦拘泥于某事就难以自拔，由于某种契机使自己越关注某一负面信息、感觉或症状时，就越会感到所关注的负面信息、感觉或症状被扩大，感觉越来越强，以至于注意无法离开所关注的对象，自己不由自主地关注到这方面来，使被关注的负性信息、负性情绪越来越强，导致越来越痛苦，心情越来越沮丧、低沉，注意好像永远固着在不愉快情绪之中，影响其他事情的进行。

发病往往是由于某种契机使自己关注某一不良感觉、不适症状、负性事件等，越关注这些负性情绪或感觉就会感到所关注的对象越被扩大，而且感觉越强，以至于注意无法离开关注的对象。稍有闲暇马上就注意到所关注的负性信息或感觉，导致越来越痛苦，心情越来越沮丧、低沉，而且这种负性情绪很难改变。比如某男平时喜欢读书，甚至一本书不读完就不睡觉，长此以往出现脖子痛、后背痛，逐渐出现头痛，自己怀疑是颈椎病，检查没有发现异常，又怀疑是脑部出了问题，可是头部 CT 检查还是没有问题，越是关注头痛、脖子痛就越痛，这些痛苦使其难以入睡，每天都想着治好这些毛病，却越来越严重，越来越失望、沮丧、悲观，注意无法从痛苦中自拔，逐渐感到生不如死，还不如一死了之，什么也不想干，整天躺着，别人以为他在休息，其实是在胡思乱想，越想越痛苦。有些人平时一点小事就钻牛角尖，某天被领导当众批评了几句，他就反复想自己那天错在哪里，哪里不是自己的错，是不是自己没给领导送礼，领导看不起自己，等等，事情已经过去几个月了，仍然无法忘记此事，动不动就要拿出来解释一下，说着说着就哭了，整日委屈、悔恨、郁闷，直至抑郁休息，而一旦出现肯定的抑郁情绪，往往不爱动，终日呆坐或者卧床，不说话，不与人交往，好像是在休息，其实是在胡思乱想，因此抑郁情绪越来越重。

四、欲望过高型抑郁症

患者发病前生的欲望就十分强烈，无论衣食住行方面还是学习、工作的目标都非常高，可是为了实现自己的欲望、目标所付出的努力和行动却远远不足，而自己却意识不到这一点，那么欲望就永远得不到实现和满足，却不知为何会是这样的结果，怨天尤人，发病后这种眼高手低的特点成为情绪不断低落的动力。比如有些人想上名牌大学，可是学习一点都不用功或者与他人比起来自己用功的程度远远不够，以这样的努力程度和实力连考上普通本科大学都困难，但是他（她）不降低标准，也不加倍努力，而是埋怨自己不是大官或名人之后、不是"富二代"，埋怨自己没有上好高中、没有上好辅导班，结果可想而知；有些人总想买名牌，高消费，吃好的、喝好的、穿好的、住好的，却不想工作，不想努力赚钱，因此欲望总是不能达到，情绪就容易受到越来越大的影响，而导致情绪不断低落，一旦情绪低落下去，愿望离自己越来越远，心情就更差，容易形成恶性循环。

生的欲望包括想活得健康快乐、想进步、想发财、想被大家好评。生的欲望强烈并不是坏事，可是为了实现欲望就一定要付出相应的行动，付出一定的代价。有时即使付出了行动和代价，也不一定会成功，那可能就要加倍行动、长期行动，遇到困难也要设法克服，不断前进。如果缺乏实现欲望相应的行动或者不知应该怎样进行相应的行动，或者遇到困难就马上退缩，那么欲望就永远得不到实现和满足，心情就会受到影响，又不肯接受这种结果，就容易引起情绪低落的状态。出现了这种状态以后仍不调整欲望或者行动，就很难缓解抑郁症状。

五、兴趣爱好缺乏型抑郁症

患者既往史中上学时只知道学习，工作后只重视工作，除了上班还是上班，除了工作还是工作，即使回家也把工作带回去，生活中几乎没有什么兴趣和爱好，不愿与人交往，几乎没什么朋友，几乎不参加娱乐活动，不会以自己会做点什么事获得乐趣，所以平时的高兴不起来与抑郁情绪界线不清，缓慢起病，往往在毕业、退休、休病假或工作、学习、生活遇到重大打击、挫折困难时，就会失去最大乐趣，感到无聊、孤独、乏味，逐渐情绪低沉。一旦患上抑郁症，就很难再高兴起来，治疗起来困难很大。

此型的青少年患者，除了学习以外没有什么兴趣爱好，一旦学习受挫或者别人超过了自己、人际关系出了问题、生病影响了学习等，都会影响情绪，一旦情绪出了问题，往往不会调节，容易情绪不断低沉，不爱动，不愿与人交往，胡思乱想，病情迅速加重，而且治愈困难。

第三节　躯体疾病共病抑郁症

躯体疾病特别是严重危及生命的躯体疾病非常容易继发负性情绪反应，这些负性情绪反应如果没有及时得到控制，逐渐加重就会发展成抑郁症，即躯体疾病共病抑郁症，这时共病双方你中有我、我中有你，即躯体疾病同时伴有抑郁、焦虑症状，而抑郁症的同时也会伴有躯体不适症状。这些由于抑郁、焦虑情绪伴随的躯体不适症状，在躯体疾病中往往很难被鉴别出来它是抑郁、焦虑导致的，还是躯体疾病伴随的身体不适症状。这时躯体疾病和抑郁、焦虑情绪到底哪个是躯体不适的真正原因，急需明确。比如食欲下降、乏力、体重减轻，癌症患者可以伴随这些症状，而抑郁症也会引起这样的症状，那么在积极治疗躯体原发疾病后，原有症状仍然无任何改善的时候，如果识别出躯体疾病共病抑郁症，而且在治疗躯体疾病的同时也治疗了抑郁症，这时食欲下降、乏力有所改善，那么就会间接证明当前的食欲下降、乏力、体重减轻可能与情绪障碍有关。所以能够及时发现躯体疾病共病抑郁症，对于躯体疾病的治疗也有着非常重要的意义。

一、癌症共病抑郁症

癌症是严重危害人类生命的恶性疾病，到目前为止对于癌症还没有特效的治疗方法，一旦患了此病就意味着生命面临重大威胁。那么从怀疑患癌症那天开始，就对患者产生巨大的精神打击和刺激，这种巨大的应激因素本身就可能造成癌症患者的抑郁情绪；在癌症治疗的过程中会面临很多痛苦，花费巨额医疗费，但结果也未必能够挽救生命，有可能人财两空，这几重打击又会增加心理压力；

患者患病以后每日卧床，身体活动减少，看到周围亲人忧愁的面容，会加重胡思乱想。这些都会增加患抑郁症的概率。癌症有明显的生物学病变，它也可导致身体的神经内分泌系统的改变，引起情绪的改变。作者研究发现，胃癌共病抑郁症患者神经内分泌因子 nesfatin-1 显著低于正常对照组，并且 nesfatin-1 与抑郁程度相关，提示胃癌共病抑郁症存在生物学改变。癌症共病抑郁症患病率很高，有报道显示共病率可达 40% 左右，因此应该引起重视。

癌症共病抑郁症的特点可能与经典的抑郁症在症状表现上相似，但多数还是有其特殊的表现。躯体不适症状不能用躯体病变来解释，或者目前表现出来的躯体症状要比躯体病理改变的程度严重，比如食欲下降、疼痛很严重，但是病理改变并不严重，所以不太容易理解。这种情况就可能有抑郁情绪，也可能是躯体不适等症状掩饰情绪改变。对躯体不适按照躯体疾病的症状来治疗往往效果不好。症状自评量表（SCL-90）、抑郁自评量表（SDS）等量表可以检测出心理异常，抗抑郁药物对疼痛等躯体不适有效。另外这些人由于食欲下降，往往会有营养不良，还可能有电解质紊乱、各种维生素缺乏，治疗中要充分考虑到这些因素。

二、脑血管病共病抑郁症

由于脑血管病致死、致残率高，所以即使发病以后经过抢救死里逃生，也很可能留下终身难愈的后遗症，导致患者失去生活自理能力，成为一个残疾人，因此患脑血管病既是对患者身体又是对患者精神的重大打击。由于失去自由活动的能力，也会使患者产生悲观厌世、自卑的情绪，极容易导致情绪低沉。脑血管病是脑部的疾病，所以导致脑器质性的改变，也会对患者认知、情绪、行为产生不良影响，所以脑血管病共病抑郁症既有心理因素参与，也有生物因素参与，或者是两者共同作用的结果。据研究显示，脑血管病患者共病抑郁症的患病率可高达患病总数的 1/4。其表现与普通抑郁症相似，但是由于情绪改变，患者不愿主动配合康复治疗，导致遗留后遗症比例增加，后遗症又会增加产生情绪抑郁的可能，形成恶性循环。

临床还有一种情况，一些老年人既往有高血压病史，长期服用抗高血压药，而部分抗高血压药有导致抑郁情绪的副作用，出现头晕、失眠、乏力、食欲下降、心情不好。当出现这些症状后到医院检查，医生对此类患者往往首先想到的是器质性因素，如脑血管病等，脑 CT 或者磁共振成像（MRI）检查也许会有一定程度的脑缺血改变，那么有些门诊医生就可能会作出轻度脑梗死或者脑缺血、腔隙性脑梗死的诊断。但是由于忽视了情绪症状而按照脑梗死、脑缺血治疗，往往不能改善情绪，所以这样治疗情绪改善效果欠佳，又会加重患者心理负担，加重负面情绪。而合并抗抑郁治疗，则往往改善情绪效果良好，这样的结果出现就提示此患者抑郁情绪的存在。

还有一部分老年人，虽然身体没有异常感觉或症状，但是健康体检时脑 CT 发现了腔隙性脑梗死的改变，因此出现恐惧、失眠、担心、易烦躁、发脾气，逐渐发展为情绪低沉。虽然一直按照脑梗死治疗，但是效果不好，越是效果不好，越是觉得自己病情严重。若及时发现抑郁症状，及时抗抑郁治疗，往往效果良好，这也提示抑郁情绪是当前症状的主要因素。

三、帕金森病共病抑郁症

有报道显示帕金森病合并抑郁症状的患病率可高达 40% 左右，就是说将近一半的帕金森病患者可能会伴有抑郁症状。这种抑郁症状不排除是器质性因素所致，但抑郁情绪可以使帕金森病的症状加重且难以治疗。帕金森病共病抑郁的表现与普通抑郁症没有大的差别，所以对于帕金森病更要警惕合并抑郁症的可能，一旦发现帕金森病共病抑郁症状，应该两者一起治疗，可能会有益于帕金森病症状的改善，有益于患者生活质量的提高。

四、心血管病共病抑郁症

冠心病、高血压都容易合并抑郁症，其中抗高血压药物本身就可以导致抑郁症状，所以服用抗高血压药物以后有些人逐渐出现了抑郁症状，就有可能是与抗高血压药物有关，而更换了抗高血压药物以后抑郁症状就得到了改善，就提示其抑郁症状与抗高血压药物有关。一部分心血管病患者往往有口重的生活习惯，吃菜时放食盐、食用油量较多，喜欢肉类食物，喜欢吃零食，因此往往体型肥胖者较多，不爱活动。一旦出现抑郁症状，更是不爱动了。有一种倾向是白天晚上都想睡，另一种是白天想睡，晚上却睡不着。或食欲亢进，或食欲下降，体重迅速减少，导致十分害怕，怀疑自己患了不治之症，详细追问可能才发现情绪低沉等情绪症状。可是各种体格检查、实验室检查、影像检查往往没有明显异常。这时一定要警惕心血管病共病抑郁症。另外，一些好担心、好紧张恐惧的人往往容易出现心悸、血压升高等心血管症状，心血管症状又会加剧负面情绪，造成恶性循环，这是典型的心身疾病的表现。

五、糖尿病共病抑郁症

糖尿病患者合并抑郁症状的患病率也很高，其抑郁症状的表现与普通抑郁症相似。糖尿病患者一旦共病抑郁症，也会增加糖尿病的治疗难度，此时降糖药的降血糖效果往往很差。具体机制还不清楚，可能是糖尿病患者存在某些神经内分泌因子的改变。糖尿病共病抑郁症可能是先患糖尿病后逐渐出现抑郁症状，但也可能是先患抑郁症，服抗抑郁药物后出现食欲增强、睡眠增多，如果不能经常参加体育活动，会出现肥胖和血糖增高。所以治疗抑郁症时服用抗抑郁药物需要注意饮食，不能想吃多少就吃多少。另外需要每天进行适当的运动。运动对于治疗糖尿病共病的抑郁症状有一举三得的作用：降低血糖血脂、降低体重、协助抗抑郁作用。

六、咖啡戒断所致的抑郁状态

长期喝咖啡的人如果由于患病住院等原因突然不喝了，戒断或者明显减量以后就可能出现明显的抑郁症状。表现为突然的情绪低落，脑子空空，头痛，浑身难受，注意力难以集中，恶心，呕吐，肌肉疼痛或僵硬，一直很疲倦，白天也想睡，不想动等症状。抗抑郁药物效果不佳，而恢复喝咖啡会使戒断症状快速改善。

第五章　森田疗法治疗抑郁症

第一节　治疗形式

一、门诊森田疗法

门诊治疗仍须遵循森田疗法的基本原则。但由于门诊治疗没有住院治疗所具有的特定环境，不能采用卧床及做出布置方式进行治疗，因此具有与住院疗法不同的特点。

门诊治疗主要通过施治者与患者一对一的交谈方式进行，一般一周一次，逐渐变成两周一次，但是每次心理治疗时施治者指导患者需要每天去做的事情，并要求家属监督，对于做得好的就及时表扬和鼓励，以促进患者进行有建设性意义行动的积极性。施治者应注意与患者建立良好的治疗关系，在掌握患者生活史的基础上，尽可能详细了解患者的现实生活，了解患者平素以症状为核心、围绕症状行动的生活内容的同时，还要了解其生活中减少了什么、改变了什么，现在的生活是什么样子，每天的时间是怎么过的，具体干了些什么；不以症状作为讨论的重点，鼓励患者采取放弃排斥和抵抗症状的态度，放弃纠结或排斥那些无法解决和改变的事，接受那些无法排除的症状和烦恼，面对现实，承担自己生活中应承担的责任，做力所能及的事情。在治疗中，施治者应尽可能用提问的方式启发患者对问题的理解，而不是过多地采用说教的方式。治疗的关键是帮助患者理解顺其自然、为所当为的原理，教导患者具体可行的行动方案，就是具体怎样去生活、怎样去做人做事、怎样过好每一天，使患者在具有建设性意义的各种活动之中获得快乐，注意力逐渐转向这些行为、事物中来，这样可以打破患者注意固着于症状或那些已经无法改变的事情上的状态，从而打破被束缚状态。

门诊治疗的要点包括以下三方面。

1. 问病史、检查

详细了解发病原因、背景、诱发因素、病史、病症表现、既往患病情况、兴趣爱好、习惯嗜好、工作、性格、家族史、每天多数时间以及闲暇时间在做什么事等；并进行体格检查、实验室检查、影像学检查，以排除严重躯体病的可能；进行详细精神检查。

2. 指导要点

患者接受和放下自己无法排除的症状和烦恼，而不是试图排斥它（症状包括不安、身体不适、乏力、恐惧等心理症状，也包括烦恼、压力、挫折、失败、损失等）；事实上，做到这一点就要设法找到一定的理由让患者觉得有比急于排除眼前的症状、烦恼更加重要的事情要做，做了这件事再来排除症状、烦恼也不迟，这样更容易使患者暂时放弃与症状和烦恼斗争。例如患者被胸闷症状所困扰，到处就诊，即使经过再三的检查证明患者心肺功能良好，也无法使其安心，仍然千方百计地排除心慌、胸闷症状，这样做却使症状更加严重。对这样的患者进行检查就会发现其存在焦虑和抑郁，经过抗抑郁、抗焦虑药物治疗，一般来说不仅焦虑、抑郁有所改善，就连胸闷、心慌都会改善，直至症状消失，但是如果患者一直不肯放弃与症状和烦恼斗争，一直在高度关注、排斥胸闷、心慌、乏力症状，那么就会给治疗带来困难。为了寻找使患者放下对症状排斥的突破口，可以从患者体重、体质、心理测验结果等方面入手。比如患者是肥胖体型，那么告诉患者，肥胖可能是胸闷、心慌的重要原因，让患者把治疗胸闷、心慌的任务交给医生，按照医生指导去吃药，自己放弃与症状的对抗，而是去适当运动、调整饮食结构，达到减轻体重、改善体质进而减轻躯体不适的目的，如果患者迈出了这一步，接下来的事情就容易得多；还可以从患者治好病以后的理想入手，比如患者说治好病以后想上班或想唱歌、画画、谈恋爱等，那么指导患者为这些打算做准备，循序渐进地去实施，治病的事可以同时进行；还可以从恢复社会功能开始，患病以后患者一心一意地看病，为此休息、不做家务、不工作，等于失去了社会功能，逐渐恢复社会功能对于治疗目前的病症有利，可以鼓励患者把恢复社会功能作为治疗的一个部分。

治疗的主要方法为言语指导和日记批注。引导患者领悟其症状与人格特征、不良生活习惯、精神病理的关系，告之形成症状的有关因素，要求患者将自己对医生指导的理解和生活实践的体验写在每天的日记中。患者使用两个日记本，施治者在复诊时针对患者上次日记中暴露的问题进行批注，在此基础上对其进行言语指导，提出下一次的要求。与此同时，要求患者阅读森田理论的有关材料。专家们认为，由于门诊治疗中，施治者不能亲自观察患者的日常生活和行为，因此，通过日记了解患者生活细节，通过对日记的批注来对患者进行指导，是治疗的中心环节。施治者在治疗指导中特别要注意：第一，治疗始终要针对患者的人格问题、不良生活习惯、与发病相关的心理因素等问题进行指导、纠正，而不是被其症状所纠缠，对症状采取不关注态度；第二，在患者对治疗要点理解的条件下，着重要求其在生活实践中自觉地去体验和实践；第三，围绕让患者放下已经无法解决的事情，去做可以改善身体状态、人际关系、提高能力等方面进行指导；第四，围绕改善患者错误认知进行训练；第五，围绕改善注意固着来进行身体活动。

3. 关注重点

嘱咐患者和亲友、周围人不要经常谈论症状，以免强化症状，反而使症状加重。而是着重纠正患者的不良生活习惯、思维偏差、负向思维等。比如纠正患者经常喝酒、经常上网玩游戏、经常早睡或睡懒觉、经常暴饮暴食、经常待在家里的习惯等；树立良好的生活习惯、人格品质、人际关系、兴趣爱好等；纠正负向思维，练习多从正面看待事物，学习从别人角度看问题。另外嘱咐患者不要总是查阅与自己症状有关的资料，这也会无形中加重病情。这些需要纠正的问题说起来容易，做起来并不简单，需要施治者与家属共同协作，并且在与患者建立良好关系的基础上去逐步实现，就像农业专家防治农作物的病害需要注意改善土地的问题，消防队员救火需要切断火源一样，从根本上解决问题，再难也要做。

二、住院森田疗法

住院森田疗法的主要适应证是神经症，很少有报道用经典的住院森田疗法（即经过卧床、轻作业、重作业、社会复归期）治疗抑郁症，但是严重的抑郁症是可以住院治疗的。怎样把森田疗法应用于住院治疗也是一个课题。作者所在医院的心理科病房收治抑郁症患者，用森田疗法的理念指导患者，却不是按照传统的住院森田疗法治疗，即不应用卧床疗法治疗抑郁症，而是采用指导患者直接进入作业疗法的原则，作业方法灵活机动，根据患者的病情轻重，指导其做深呼吸或气功、散步、快走、慢跑、打扫卫生、唱歌、跳广场舞等，尽可能多动起来，干力所能及的事情，通过这些作业疗法，打破精神交互作用、注意固着，提高身体社会功能和症状受容性，进而打破被束缚状态，对于改善抑郁症状有很大帮助。无论门诊还是住院治疗都忌什么也不干而发呆，忌整天坐着、躺着、睡觉、玩游戏等，忌不停地述说和关注身体不适、挫折失败等负性信息。但是在家里，家属的指导往往得不到患者的响应，而住院治疗时，在医生的反复督促下，往往一些患者可以提高行动执行力，而一旦行动作业起到一定效果以后，会使患者逐渐自觉地按照医生指导去行动，使患者的精神能量方向转向正向，进入越来越好的良性循环。

三、读书、书信森田疗法

顾名思义，读书、书信治疗就是通过读森田疗法专家的书或者通过书信的形式来进行治疗，这种形式的优点在于患者可以反复理解。通常越是有名的专家越是繁忙，很难有时间与患者进行长时间的交谈、指导；或者是由于医生与患者远隔千山万水很难见面；有的患者即使是有机会与医生见面，但由于注意固着，因此对医生的指导没有真正听进去或者记不住的情况非常多见，这就影响了治疗效果。而书籍、书信可以反复阅读，以便加深理解，所以读书、书信的方法是非常常用、简便易行的治疗方法。目前书店、网络都可以购买到国内外专家编著的森田疗法书籍，对于那些没有条件找到森田疗法专家的患者不失为一种好方法。

读书疗法有效治愈疾病有一个著名的案例：日本一名企业家叫冈本常男，他因为食欲下降，无法正常进食，到处就医无效，病了十几年，一天天消瘦，身体逐渐支撑不下去了，最后体重只有不到37公斤，骨瘦如柴，奄奄一息。这时一位朋友向他推荐森田疗法的书，他读后十分振奋，很快改变了自己的进食方式、行为方式、生活方式，体重也逐渐恢复了正常，成为读书森田疗法的成功范例。他的成功在于他迅速改变了以往的生活模式，他的行动力成就了他。此后，他在推广和发展森田疗法方面做出了巨大贡献，他不仅对日本的森田疗法而且对中国乃至世界的森田疗法的推广和发展起到了巨大的推动作用，对森田疗法界产生了深远的影响。

读森田疗法的书可以使一部分神经症、抑郁症患者治愈，而有的人读书效果不好，其原因一方面可能是由于读者只是围绕理论在转，只是在了解书面意思上下工夫，遇到一点点难懂的地方就陷入纠结或对森田疗法予以全盘否定，另一方面在行动上不能跟进，或者说缺乏行动力，这样当然效果差。所以读书疗法不在于读了几本书，读了哪个专家的书，而是读书以后能不能迅速按照森田疗法的理论去行动，能不能迅速改变过去的不良的行为模式。

四、心理咨询和心理治疗

目前国内具有心理咨询、心理治疗师资格并兼职或专职做这项工作的人员有3万～4万人。他们一部分在公立、私立医院或学校工作，另一部分个人开业。各地都有私立的心理咨询机构，通过面对面或网络等方式反复多次地对患者进行心理指导，以达到促进患者行为方式，达到疗愈的作用。一部分心理咨询、心理治疗师与医生合作，互相形成良性循环，达到相对较快地提高疗效的作用。还有一部分心理咨询师单独进行心理咨询和治疗，效果可能不如医生与咨询师合作来得快，但是可以迎合部分不愿服药患者的心理。心理咨询、心理治疗师与医生相比，具有充分的时间，可以反复多次地与患者交流，达到医生短时间心理指导达不到的效果。但是多数公立医院没有心理咨询、心理治疗师，公立医院以外的心理咨询师往往咨询费相对比较贵，而且单独治疗，效果出现较慢，花费的费用和时间比较多。

第二节　打破被束缚状态的治疗原则和方法

很多人不理解森田疗法为什么要采用顺其自然和为所当为的治疗原则。其实目的就是要让患者放下对症状的排斥，放弃与症状进行无谓的抗争（与症状进行无谓的抗争称为妄为），减少对症状的关注，而把注意导向转移到具有建设性意义的生活行动中去，打破"被束缚"状态，患者这样去做对治疗抑郁症状最为有利。顺其自然与为所当为不能分开，应同时进行。

一、对待症状的态度和方法——顺其自然的同时为所当为

抑郁症患者的一些症状往往是很难改变的，如乏力、白天困倦等，无论怎样休息、在床上躺了几年，可乏力还是乏力，一些烦恼也根本无法消除。比如10年前配偶出轨了，不论你做什么，但是这个事实已经无法改变。在面对自己无法解决的一些抑郁症状和烦恼的时候，采取把症状或烦恼放下或放在一边，让它们顺其自然的同时自己去为所当为，这个原则是森田疗法的精髓。

抑郁症患者的症状、烦恼、痛苦靠患者自己的力量无论如何也是很难消除的，但他们偏想要使这些对自己来说近乎不可能消除的事变成可能，想要通过自己的方式去消除这些症状、烦恼、痛苦，比如用整日卧床来消除乏力，用少说话、不说话的方法来养精蓄锐、回避烦躁，用反复到各医院检查来消除对身体患病的疑虑，这样不但达不到目的，更多的情况下反而使上述症状更加严重。另外有些患者认为自己是患绝症了，其实他们有些所谓的症状在一些正常人也会出现，比如晚上睡不着其实是由于白天睡多了或者睡觉太早了，看到亲人伤亡就感到难受、痛苦，遇到失败心里不痛快、吃不下饭或吃饭不香等。这些本来都是正常人遇到一些负面事物时相应的正常反应，不能把它视为异常，没有必要对其进行过分关注，也没有必要把这些现象当成病症来排除。可是很多具有神经质性格的人都认为自己的痛苦都是这些症状引起的，只要这些症状被消灭了、被驱除了，自己就可以正常地生活、工作、学习了。可是正常人都有的对事物的正常反应只是被当成异常症状，怎么可能消除呢？有的时候患者确实存在异常感觉，比如肚子痛、头痛、胸闷、不由自主地胡思乱想等，但这些症状不一定都是器质性疾病的症状，按照治疗器质性疾病的方法往往是无法消除这些症状的。因此森田教授告诉我们，与其徒劳地去排除不可能被排除的症状或异常感觉，还不如放弃这种无谓的抗争，把症状、烦恼、痛苦原封不动地放在一旁，做自己眼前该做的事，这就是森田疗法对待抑郁症状的顺其自然、为所当为的原则。就是说森田疗法主要治疗的目标不是抑郁症状，而是打破被束缚状态，通过这个目标的实现去间接地改善症状，改善身体社会功能，这是森田疗法与其他心理治疗方法的不同之处。

无论是患者还是医生，谁都希望症状、烦恼、痛苦尽快消失，但当这些愿望不可能马上实现时，对它们过分关注就容易起到负面作用和影响，过分关注这些负面信息会诱发精神交互作用，使注意更加固着在这些症状或烦恼上，从而加重症状、烦恼、痛苦。而放弃与它们抗争，减少关注它们，把注意的焦点放到有建设性意义的生活行动中，注意焦点的转移势必伴随精神能量方向的转移，注意专注在症状所用的精神能量减少了，对症状的感觉就会降低，从而间接地达到减轻症状的效果。比如患者感到脖子痛，经过检查又没有相应的器质性改变，虽然很烦恼、痛苦，但是无法通过关注使其缓解，那我们就放弃关注，做该做的事。过去经常每天长时间打牌、打游戏，长时间看书、看电视，现在改变这种可能导致脖子痛的不良生活方式，增加身体运动、身体活动量。那么随着时间的推移，脖子痛就会减轻乃至消失，体质就会相应改善。过去总是腹胀，又没有实质性病变，不去关注腹胀，而是注意饮食调整，不暴饮暴食，不吃零食，不去为了节省而把家人的剩饭全吃掉，每天饭后散步，通过这些方法，往往可以逐渐改善腹胀的症状。大多数患者知道了这个道理是会愿意去行动的，但是有些患者会说，这个道理我懂，但我现在控制不住自己，不自觉地就去关注症状了；还有些人会说，症状在谁身上谁痛苦，痛苦能不引起关注吗？可是，你时时刻刻地关注这些症状，它就能好起来了吗？就不痛苦了吗？症状就会消失吗？症状不仅不会消失而且还会加重。其实不去关注症状也不是彻底不管它了，而是把治疗症状的任务交给医生，医生让你怎样配合治疗、做什么，你就去配合，完成医生交给你的事情，比如该上班就上班，该做家务就去做，把每天用于打牌、打游戏的时间用在锻炼身体上、用在有意义的事情上，这就是对于抑郁症患者非器质性疼痛症状的顺其自然的态度；而上班、做家务，把每天用于打牌、打游戏的时间用在锻炼身体、做有意义的事上就是为所当为，就是在做你眼前该做的事，这就是森田疗法让患者对待抑郁症状的原则。也许你会感到即使这样做了，转移了注意力，但是自己的症状也没有一下子就好起来，其实症状的减轻和消失是需要一定时间的，在这个过程中，还会痛苦、焦虑、烦恼，但只要坚持这样做下去，过去你所关注的症状就会逐渐淡化，逐渐不被关注，在抗抑郁药物的作用下症状也就逐渐减轻、消失。而在症状一直被关注的情况下，由于症状受到精神能量的支持，即使使用抗抑郁药物，那么出现效果的时间也会晚，效果也会大打折扣。

（一）顺其自然，为所当为

顺其自然的意思是对于出现问题的事物或对于事物的发展不直接加以任何干涉、对抗、排斥、逃避，让这件事处于原本的状态，而患者该干什么就干什么。这种方法适用于即使对这件事加以人为地干涉、对抗、排斥、逃避也无法解决，甚至会出现更坏结果的问题。

例如，家族中一个年轻人在一个意外事故中突然死亡，家属对此的痛苦、自责、埋怨、惋惜、后悔、无法接受、愤怒等任何反应都无法改变这个事实，相反这些情绪发展下去却有损家属的身心健康。这时的顺其自然就是不再把精力放在对此事的自责、埋怨、惋惜、后悔、无法接受、愤怒等方面，避免使其无休止地发展下去，为所当为就是该料理后事就料理后事，该干什么就干点什么。这样的做法损失相对较小；相反，如果无休止地惋惜、后悔、痛苦、无法接受、愤怒下去，死去的人也不能复生，活着的家庭成员还可能由于过度的情绪问题而患病甚至死亡，或做出过火的行为而出现额外的损失。还有的人经不住"朋友"花言巧语，把自己辛辛苦苦积攒的几十万元钱借出去，结果要不回来，后悔、痛苦、悔恨都无济于事，这时的顺其自然就是不再把精力花在痛苦、悔恨、怨天尤人方面，该打官司就打官司，该吸取教训就吸取教训，该怎样生活就怎样生活，至少损失限于这几十万元，如果继续后悔、痛苦、悔恨下去，可能家庭破裂、患抑郁症，甚至想不开而出人命。

对抑郁症每一种症状的为所当为的具体做法可能有所区别，原则是除了改变过度关注症状和负面事物的状态，尽可能去除和改变导致抑郁和躯体不适症状的不良因素，而不是关注这些症状。比如有些抑郁症患者有头痛或者后背痛、脖子痛等症状，到处去求医，虽经过各种检查也没有找到原因，或者检查出一点小毛病，但是无论怎么治疗也没有效果，说明这些毛病不是这些疼痛的真正原因。可患者还是不死心，有的患者十几年都治不好这些症状仍然到处去求治。对于这种情况，医生也无可奈何。这时的顺其自然是，既然无法改变，那就不再对疼痛治疗下工夫，而是为所当为。在这种情况下的为所当为，除了搞好工作、生活、学习、人际关系以外，患者最应该注意的是自己生活习惯、生活模式是什么。比如有的疼痛患者喜欢麻将，每天至少玩 3 ~ 4 小时；有的喜欢读书，每天读书 3 ~ 4 小时，节假日读书时间更多；有的喜欢电子游戏，每天打游戏时间很长，经常通宵玩游戏；有的做事不是一次性做完就不甘心。这些习惯都容易加重疼痛。对于上述头痛或身体疼痛的为所当为就是要尽快改变这种长时间不动的生活模式，变成增加身体活动的生活模式，这样可以改善身体血液循环状态，改善肌肉僵硬情况，进而改善疼痛等躯体不适症状。

（二）对结果顺其自然，对原因为所当为

工作、生活中出现问题、事故、失败、身体不适等往往只是个结果，很多结果一旦出现，无论怎样努力还是很难改变。对于出现了的问题或事物的发展已经没有办法改变的情况不直接加以任何干涉，而是把它放下，去解决与这件事可能相关或者是间接相关的事，这样做反而对最后解决这件事有利。

例如，某女一直心情不好，逐渐吃什么也不香，饭后又出现腹胀，到处就诊去治疗腹胀，可是仍然无法改变。既然无论怎样干预都无法改变目前的腹胀，那么这种情况的顺其自然就是不在消除腹胀上下工夫，放下这件事，不再干预、排斥腹胀，胀就胀吧。为所当为是改善情绪（这可能需要心理医生的帮助），改变暴饮暴食的习惯，改变把家里剩饭剩菜全吃光的习惯，改变吃饭后就睡觉的习惯（不利于食物消化），改变其他不利于消化的各种饮食习惯，增加饭后散步的习惯，逐渐增加身体锻炼的时间，去除了这些不良习惯。增加了对身体健康有利的运动习惯，改善了情绪，身体可以动员自身的调节能力来改善胃肠的消化功能，就容易起到促进胃肠功能自愈的效果。

（三）对局部顺其自然，对全局为所当为

有时局部出现难以解决的问题、病痛或危机，围着这个难以解决的问题团团转不但无益，反而增加烦恼。采取对局部顺其自然，对全局为所当为的原则就是不再全力以赴去解决局部出现的问题，而是把局部问题先放下，按照全面的问题去解决。

例如一个美女因意外交通事故导致右小腿被压断而无法再恢复她以往的形象，生活一下子被破坏，其无法接受、痛苦万分。事情已经过去一年了，患者仍然感觉已经断了的腿剧痛，无法正常生活，无法睡觉，无论用什么止痛药、怎样加大剂量，用怎样的止痛方法也无法缓解断肢疼痛。这时按照上述处事原则就是放弃为止痛所做的努力，去改善她的疼痛以外的焦虑、抑郁情绪，改变她对断肢的排斥，改变她断肢后适应新的生活的能力，改善她的睡眠状态。这些全面的问题解决以后，局部疼痛的情况会比之前改善。抑郁症患者经常有食欲下降的症状，吃不下饭，那么患者身体越来越虚弱。有些患者无论用什么方法，也很难改善食欲，那么治疗重点不放在改善食欲方面，而是放在改善食欲以外的与食欲有关的情绪、睡眠等方面，改善由于食欲下降导致的维生素缺乏。情绪、睡眠一旦改善，维生素缺乏一旦纠正，那么食欲一般都会随之改善。有人头痛，可是各种检查无异常，各种止痛药物无效，放下局部的问题，解决全局的问题，就是改变每天长时间看电脑、看电视、看书、打麻将等不爱动的习惯，改善情绪，增加运动量、次数，那么对于头痛就会有所帮助。

二、改善过度的精神拮抗

当某种感觉、欲望、观念发生时，同时产生与之相反的对抗心理，发挥牵制和调节作用，这样可以做到有所节制、保持适度，这是一种保护机制，称为精神拮抗作用。例如，受人称赞时，会想到自己还不够好、言过其实；受人非难时，

就想辩解，强调自己遇到的困难和出现失误的理由；恐怖的场面出现时会想到不要怕；想购买高档物品时，会想到太贵；别人劝酒时，就会说我酒量不行，快喝醉了；人在高楼顶上低头俯视时害怕跌落下去，便不由自主地想后退几步。这就是所谓的精神拮抗作用。如果精神拮抗作用过强，则容易产生强烈的精神对立紧张。例如站在高处的人会害怕跌落，也会产生不要怕的念头，但是这种念头出现也不会消除害怕的情绪，如果把这种在高楼上害怕的现象理解为正常现象，那么害怕归害怕，小心点也就是了，不至于出现问题，而把这种害怕当作异常，竭力去对抗，自己对自己说不要怕，就会越来越害怕，甚至恐惧得两腿发抖，这种恐惧情绪会导致"今后再也不敢到高处去了，吓死我了"的想法，那么就容易产生恐高症，而在高处有点紧张就紧张，不去对抗和排斥，该怎样就怎样，反复多次就会习惯了；有的人在人多时就会紧张，如果总是想别紧张，这种精神拮抗作用过强，往往会更紧张；黑夜走路，越想别害怕就会越害怕，甚至吓得发抖，如果躲避黑夜走路就会越来越怕走夜路了，而怕就怕，该怎样就怎样，时间长了就不怕了。

三、激活生的欲望，激发正的精神能量

死的恐怖是人的一种防卫本能，围绕死的恐怖的各种行动是消极防卫的行动。防卫对人来说没有错，但消极防卫的行动则容易带来消极的结果，这样的结果会给人带来负面影响，从这种意义上来说围绕死的恐怖的各种行动都是不可取的。其实死的恐怖这种防卫的本能越强烈，说明它后面隐藏的生的欲望也越强烈。生的欲望与死的恐怖是一个事物的两个方面，两者不是矛盾的，但人们围绕着死的恐怖和生的欲望所采取的行动和得到的结果是完全不一样的。死的恐怖占主导地位时，人常常围绕死的恐怖而行动和做事，常常由于怕得病而频繁就医，极其关注自己会不会得病、失败、错误，有一点身体不适就去过分关注、紧张、恐惧，于是不敢这样、不敢那样，小心翼翼，但即使这样也什么问题解决不了，反而躯体不适更多，觉得自己全身都是病，已经无可救药了，可是到医院检查却什么病也查不出来；而围绕生的欲望进行建设性行动生活的人正好相反，他们注意锻炼身体或注意饮食营养平衡，很少有不良饮食和生活习惯，对工作积极进取，对学习积极向上，不断改进学习方法，认真做好生活中的每一件事，注意自我修养，敬老爱幼，为人谦逊。围绕着生的欲望行动，容易形成良性循环，即越是围绕着生的欲望行动就越是身体健康、受到尊敬、人生不断向上发展，所以

能够把围绕死的恐怖的行动转变成为围绕生的欲望的行动，等于激活隐藏在死的恐怖背后的生的欲望，把在死的恐怖的行动中消耗的精神能量转变到生的欲望的行动中来，这是森田疗法的治疗重点（图5-1）。医生设法指导患者去转变，患者若想尽快摆脱抑郁症状的困扰，那就主动转变行为方式，这是治疗成功与否的重要环节。如有的人总是觉得患了重病，好像没救了，越是悲观，就感觉病越严重，如果此人自我感觉是很健康的，也就不会如此了，就是说希望健康就是他的生的欲望，为健康而努力，如改善饮食、加强运动、寻求快乐等就是去激活生的欲望。

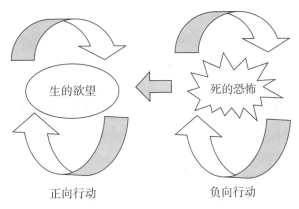

生的欲望　　　死的恐怖

正向行动　　　负向行动

图 5-1　把围绕死的恐怖行动转变成围绕生的欲望行动

四、放弃情绪本位，提倡目的本位的行动原则

情绪本位就是对思维的主张置之不理，以情绪作为行动的指挥，凭好恶行事，喜欢或想干什么就积极主动去干，而不想或不喜欢干什么就不去干的生活态度和行为方式。比如不愿意社交、不愿意交朋友就经常不与别人说话或很少说话，很少参加社交活动，待人冷淡；喜好睡懒觉就早上不起床；喜欢打游戏就不厌其烦地玩游戏机，有时会不惜影响学习、生活、工作；今天心情不好，不想上班或上学就不去，即使勉强去了也不能好好工作或学习。情绪本位是一种比较幼稚的、不成熟的生活态度，在儿童时期思想不够成熟时，这种现象比较多见，而随着年龄的增长，多数人情绪本位的生活态度逐渐减少，而逐渐转变成目的本位，即以思想监督调控为前提，以实现生活中的目的或者目标为行动准则。比如今天要上班（目的是上班），即使天气不好，即使心情不愉快，即使这些天一直

很疲劳，也坚持去上班，坚持把工作做好，这就是目的本位。而情绪本位者遇到这种情况，就不想去了，于是就找个理由不去上班，等到身体好了、心情好了再上班。为了治疗需要，医生要求患者多运动，即使有症状也要带着症状去干力所能及的事情，有的患者则以身体不舒服、没力气、没心情、不想干为理由不做该做的事，这就是情绪本位。一方面想要消除症状，另一方面又不愿放弃自己的不健康的生活态度和行为方式，那么这种自相矛盾的状态肯定影响心理疾病康复。所以要想纠正情绪本位，重点不是坚决禁止情绪本位，只靠禁止是很难改变情绪本位的，要不断树立目的本位，按照这个方向去做事，鼓励其按照目的本位去行动，目的本位树立起来了，那么情绪本位自然会逐渐减少。

五、纠正思想矛盾

（一）没有绝对的正确或错误

思想矛盾是注意固着于症状的精神能量来源，因此纠正思想矛盾是打破注意固着的关键。通常患者不说自己的思想是最正确的，并不认为自己是神，但患者听不进去别人的意见，向提意见或批评自己的人发脾气，即使别人的意见是正确的也生气，如果别人的批评、指责有一点问题（比如态度不好、方法或说话场合不对、有些偏向别人等）就容易仇恨批评自己的人，而忘记他们以往对自己的一切好，不管他（她）是亲人还是长辈、恩师，都是如此对待。这些行为都间接证明患者认为自己是完全正确的。

其实有思想矛盾的人往往忽视了世间很多情况下的事物没有绝对的正确和错误，没有绝对的好和坏，有人说考上一流的大学太好了，可有人却说人才济济的学府竞争太激烈了；有人说没有人批评我太好了，而有人说经常有人批评我可以使我清醒，进步得更快；有人在失恋的时候认为这一辈子再也找不到这么好的恋人了，可事实上当他从这次失恋的痛苦中走出来后，他就庆幸上帝给他机会让他找到一个更好的恋人；有人在高考落榜时感到自己太不幸了，生活不再那么有意义了，可是后来他又庆幸，虽然没有上大学，可这几年时间让他在同龄人大学刚毕业时就已经创业成功了，且自己的公司里雇佣了大学毕业生甚至是硕士、博士学历的人。回想起来过去所坚持的、纠结的、苦苦思考的，也许并不那么重要，更重要的是根据自己的实际情况去安排生活，实现自己定的一个又一个目标。所以很多情况下没有必要反复纠结一时的对错，争一时的高低、长短。

每个人看问题所处的角度是不同的，那么对问题的判断就会有所不同，只承认自己是对的而不承认别人也有一定道理，其实也是思想矛盾，也是思维判断方面出现偏差的原因之一，如果能学会站在不同的角度、不同的立场去看待、分析、判断事物和问题，那么就容易纠正以往的思想矛盾或偏差。

（二）纠正应该主义

总是认为一件事"应该这样，不该那样"，即所谓"应该主义"，其结果是很多人陷入情绪、思维障碍之中。不知道这个道理，总是持"应该主义"来对待事物的人，很难纠正自己的思维偏差和认知的问题，治疗者用简单易懂的语言、生动的比喻让患者懂得这个道理，对于改善思维偏差和打破被束缚状态具有重要作用。其实生活中的应该与现实、事实是有差距的。例如，你认为你是单位一把手，单位所有的人都应该听自己的，可是手下却有人反对自己；你认为你很有钱，别人应该高看自己，可是还是有人并不把你放在眼里。判断事物不是以应该与不该为原则的，可能考虑到各方面因素，因此在很多情况下不是按照你所判断的来进行的。清楚地认识到这一点，发现自己的问题所在，就会减少压力，减少患抑郁症的可能性。

（三）勿把正常当异常

正常人在着急、紧张、恐惧、害羞等情况下会出现心慌或心脏不适感，但是一出现心慌就害怕，认为是患心脏病了，为了尽快治好"心脏病"，到处去治疗的例子很多。尽管各种检查证明心脏没有病，可仍然改变不了他的认知，他认为自己的判断是绝对正确的，若此时医生告之没有心脏病，反而会使其更加不安，不承认这样事实。怎样去纠正这种思想矛盾呢？一定让患者知道：你感觉到心脏不舒服、心脏和以前不一样，这种感觉可能是真实存在的，因为人在许多情况下会发生心慌，但如果你认为这种情况下心慌是不正常的、可能是心脏病，这样势必引起你的关注，关注会使你的心脏不适感觉增强，就使心慌更加重，形成恶性循环，就是说你认为自己的心慌不正常而过度关注心脏才是心慌的重要原因。如果你能把注意转移到其他方面，那么心慌就会减轻。你回想一下当你旅游时心慌是不是减轻？因为旅游时注意力不在心脏，你的心慌感觉就没那么强，而当你静下来时常常会感到心慌加重，是因为静下来时容易不由自主地去关注先前关注过的心脏，才会使感觉增强。注意到关注与心慌的关系，就可能转变心慌是自己患了心脏病的歪曲认知或者说思维偏差，思维矛盾或偏差的改善，注意关注于心脏的状态就失去了精神能量的支持，精神交互作用被切断，不安减轻，心慌也会减轻乃至消失。

（四）分清大小、轻重、主次

由于过度关注和重视某些自认为重要的事情或细节，因而忽视了更重要、更大、更应该先去做的事，导致旁观者看来其对大小、轻重、前后不分，即把大部分精力、时间用在了很小的、不重要的或根本就无足轻重的事情上。比如有人经常述说口干，却忽视了每天应该喝足够的水，问其一天喝多少水呢？回答"我不爱喝水"；有人过分重视和害怕药物的副作用，却忽视了治病所需药物的治疗作用这个更重要的事，以至于患病不能及时按照医生指导服药；有人找对象十分重视对方长相，却忽视对方人品。这样的做法是由于没有注意到哪件事小、哪件事大，哪个事轻、哪个事重，或根本就没有去区分过，并且形成了一种不断纠结小事的行为模式，如果认识到做任何事情应首先区分大小、主次、轻重缓急，有顺序地、有选择地去行动，那么这些烦恼就可能被避免。

六、放弃对症状的排斥，为所当为

其实只要抑郁症患者能放弃对抑郁症状和对以往失败和挫折的排斥，放下对症状和一些问题的纠结，那么抑郁症的症状就会容易减轻甚至消失。但是多数患者都是为消除症状而来医院求治的，他们不懂得为什么要接纳症状和烦恼，不懂为什么要放弃对症状和烦恼的排斥。在他们看来，自己的所有痛苦、不幸、烦恼都是抑郁症的症状造成的，只要消除了这些症状和烦恼，自己就可以过正常的生活了，只有消除了这些症状和烦恼，自己才能安心、安宁。然而抑郁症的症状和烦恼靠自身的力量大多是不能排除的，就是说无论患者本人怎样关注和努力也很难靠自己的力量消除现有症状，相反还会使抑郁症的症状更加严重。因为越是想排除症状，那么对症状就会越关注，则通过精神交互作用的恶性循环使抑郁症的症状更加严重，因此放弃对抑郁症状的对抗和排斥，接纳或放下症状和烦恼，就会减少对症状和烦恼的关注，减少由于关注它们导致的精神交互作用，也就等于帮助切断精神交互的恶性循环，减轻注意固着于症状和烦恼的程度。另外排斥症状还容易产生新的症状，比如为了排斥烦恼而不愿见人、不想说话，为了消除乏力而不愿活动、不愿工作，从而产生了新的回避社交的症状和社会功能减退。这说明这种对症状的强烈排斥是使症状加强和产生新的症状的重要因素。消除这一因素的负面影响，对于治疗抑郁症具有重要意义。

　　一般来说直接指导患者让其接纳症状是最简单的，但是患者不容易理解为什么要接纳症状和烦恼，因为患者想要排除的症状背后大多隐藏着一个"怕"，或者有别的原因，不解决这个"怕"或背后的其他原因，是无法解决当前的症状的。怎样才能解决和正确对待"怕"的问题，使患者放弃对抗和排除症状呢？

（一）关注对象替代法

　　帮助患者找到一个比目前关注的对象（比如乏力、心里不痛快等）更加值得关注的目标，找一个比这件事更重要的事为主要关注对象，而不是关注现在经常关注的这个对象，就是用另一个目标替代眼前这个关注目标。这样把目前患者最纠结和关注的症状、烦恼、痛苦变成次要关注的事情，而把每天都去关注的事情变成另一件事，这样一来由于关注原来症状的精神能量减少，便可达到接纳、受容、放下目前症状的目的。比如某患者被批评以后总觉得自己胸口堵，急切要求治疗，治疗以外什么也想不干，家属认为已经检查过了，没有问题，不需要整天休息，于是他就哭闹，说家人不理解、不关心他，但是如果满足他天天休息、什么也不干，可能会暂时得到心理满足感，但不久还是会说自己一点力气都没有。可以给他做心理测验，一定会发现患者的许多心理指标超出正常范围。那么心理异常这个问题的严重性让他认识到以后，让他把治疗目前存在的心理障碍作为首要关注的目标，这件事变成最大的事，只有这件事做完了才会恢复体力。于是就把原来关注的乏力的事变成小事先搁置，治疗心理障碍就按照医生指导去做，先治好最新找到的心理问题，这样一来就会起到暂时受容原有症状的效果，给打破被束缚状态争取了时间，有利于打破被束缚状态。

（二）问题归因法

　　把患者纠结的事物的原因归结于某项原因，使患者的注意焦点转移到改变这个原因上，从而达到放下目前纠结对象和接纳目前症状的目的。比如，一个不爱运动、喜欢喝酒的肥胖患者，整天述说胸闷、活不了多长时间了，心肺等各种检查没有任何异常，那么医生把胸闷的原因归因于他不爱运动、喜欢喝酒而导致的肥胖上，对他说"肥胖就容易气喘、胸闷"，这种理由比较容易接受。患者接受了这个理由，就容易接受"改变目前饮食习惯，增加身体活动量，减少或戒除饮酒习惯"的建议。患者如果认真去做了，就等于放下了对胸闷的关注和排斥，他的注意力便转移到了医生指导的方向上来，这样便容易减少对胸闷症状的关注和纠结，进而达到放下排斥非器质性胸闷症状和不断去锻炼身体、增强体质的目的，进而加速打破被胸闷不适所束缚的状态。

（三）症状移交法

有的抑郁症患者为了驱除症状，经常上网查与自己症状相关的信息，越看越觉得自己的症状像某种严重疾病，越看越害怕，到处咨询，到处就医，一心想消除症状，却对医生的治疗和指导不放心上，反复询问，擅自改变医嘱和治疗方案。这样一来治疗效果肯定不会好，那么就更着急，更急于排除症状，治疗这种状态。这种情况下，不设法使其放弃关注和排斥症状，就很难收到良好的治疗效果。那么建议患者把消除和治疗症状的任务都移交给医生，将考虑药物副作用、将来怎么巩固治疗、怎么增减药物、什么时候停药等事情都交给医生负责，由医生来安排这些事情，患者自己变为配合医生治疗的角色，按照医生的指导去做，比如每天锻炼身体，进行慢跑、体操、乒乓球、做家务等。如果患者能够接受这个建议，按照医生的建议做了，就会比较容易放下对症状的关注和纠结，把关注的焦点转移到医生所指引的方向上去，就容易达到减少和不再关注症状的目的，间接起到不再排斥和对抗症状的目的。

（四）完成任务法

患者有时是不由自主地想排除症状，虽然明知这样做没有意义，但又控制不住自己，不得不去做一些连自己也认为不必要做的事，如果是这种情况，可以交给患者一些任务，告诉患者完成这些任务就是帮助医生加快治疗和消除自己的症状，患者如果能够积极和圆满地去完成这些任务，就可以减少对症状的纠结，变相地使患者放弃与症状斗争。比如让患者去做家务，或每天外出散步 2 次，每次 1 小时以上；或让他去写日记等。总之使患者每天所进行的活动转变为有建设性意义的活动，有益于减少对症状的排斥，提高对症状的受容性。

（五）合理化、正常化法

有些患者把正常当作异常，把合理当作不合理，因此极力排除所谓"异常"，反而陷入恶性循环。医生把这些错误观念纠正过来，让患者确实觉得这些"症状"存在是合理的、正常的、理所当然的，比如被批评、被瞧不起、被欺负、被拒绝、紧张、害怕等导致的难受感是正常的反应，既然是正常的反应就不需要关注，这种情况下可以去努力改正错误以改变别人对自己的看法，努力学习以提高自己的各种能力，以减轻能力不足带来的紧张、害怕，而没有必要在意这些正常的难受，也就没有必要再去花精力排除这种难受感，既然这样那就应该接纳眼前不适的感觉了。例如患者为晚上睡不着而烦恼，那么医生告诉他，"你每天一直睡到中午才起床，晚上 8—9 点还不太困的时候去睡觉，睡不着也是正常的，既然正常那就不必要在意晚上睡不着，不必要着急了（把目前的睡不着正常化），8—9 点睡不着那就睡不着吧，10—11 点再睡也不迟，困了的时候睡得香"；一个容易疲劳的人不敢出门，问他为什么，答："怕病倒在外面。"告诉他："你不出门就不会病倒了吗？你怕病倒就不会病倒了吗？"答："不一定。""那你的怕不就是徒劳的吗？其实不仅是你，每一个人都是怕得病的，怕得病是正常的事（正常化），正常的事就没有必要去在意了。你怕病就是希望健康，那你就为健康而努力吧，经常锻炼身体，注意饮食，保持健康的心态就可以了。"有些患者吃药后急于得到治疗效果，什么也不做而是急切地等待，有时稍有症状波动就认为效果不好便想停止治疗，医生要解释："药物治疗需要时间，抗抑郁药起效时间在 2～3 周，在这段时间内症状不能马上好转也是正常的（药物治疗不能马上出现疗效合理化），而急于求成、急于消除症状是徒劳的，甚至是起相反作用的。"这样就会使患者在这段时间内接受症状，而不去排斥症状。把这些患者认为"必除之而后快"的症状正常化、合理化以后，就没有必要去急于排除了，达到对症状受容的目的。

（六）局部放弃法

局部出现难以解决的病痛，或无法直接解决的问题，于是不再全力以赴去解决局部出现的病痛或问题，而是把局部问题先放下，按照全面的问题去解决。比如一个胃肠总是胀痛的患者，无论怎么检查也找不到病灶，吃什么药也解决不了这个症状，患者无法接受，已经治了几年了，腹部胀痛不但没治好反而加重，无法正常生活，无法工作，越来越郁闷、痛苦，吃不好睡不香，越来越消瘦。局部放弃法就是干脆放弃一切对消除局部症状所做的努力，去改善他吃不好睡不香、越来越郁闷、越来越痛苦的问题，解决焦虑、抑郁情绪症状，解决易发脾气的问题，解决不良生活习惯如饭后睡觉、不爱运动等问题。把精力放在这些整体的方面以后，自然就放弃了对原有局部症状的关注，那么原有不适感觉也会随之减轻，而睡眠、情绪症状以及不良生活习惯改善以后，身体功能包括胃肠功能也会通过其自然恢复力而随之有所改善，那么胃肠胀痛的情况一定比之前有所改善。

七、放弃负向思维模式，把握思维平衡

负向思维模式是一种遇事就往坏处想的思维模式，也是一种过度防御式的思维模式。比如在东北生活嫌太冷，搬到南方生活又嫌夏天太热；疫情来临严格限制聚集，有人说没有人权，如果不严格限制聚集说是不作为；只要心慌就认为是患了心脏病，心脏多次检查都没问题就认为白花钱了，或认为问题更严重；身上长了一个小包，认为是患了癌症或艾滋病，医生明确告诉自己没有患癌症或艾滋病，认为医生是为了保密特意不告诉自己，怕自己受刺激；家人回来晚一点就认为是出了交通事故；买东西时，好货嫌贵，便宜东西嫌质量差；住房面积小嫌拥挤，大房子又嫌装修费太贵或打扫起来太累等。

正向思维是遇事只往好的方面想的一种思维模式，如身体已经出现疾病的症状了，认为不要紧，小问题过几天就好了；虽知道过量喝酒、吸烟对身体有危害，却认为没事，认为喝酒会活血化瘀，吸烟会心情舒畅；认为对别人粗暴批评甚至打骂，是为了他们好；认为不拘小节、行为不检点是性格豪放等。

完全是正向思维指导自己的行动，往往缺乏自我保护机制，但是完全是负向思维倾向和思维模式往往容易导致抑郁症状，并不断使抑郁症状加重，而且难以治愈。这两种思维的调和能力的提高是治疗抑郁症的一个重要步骤，要训练学会和掌握往坏处想的同时往好处想再综合评价事物的能力。

八、改善不良生活习惯

很多抑郁症患者把自己患疾病的原因归结于躯体疾病、劳累、精神压力等，而患者一旦将注意力锁定在这些原因上，就坚信不疑，很难纠正，为此容易影响正常工作、生活、学习，也容易影响治疗效果，即使按照他们想象的去治疗躯体疾病、去休息（不上班、不做家务）、尽量减少精神压力（如辞职、逃学等）也不能改善抑郁症状。这时如果能够找到患者明显的生活习惯方面的问题，把它与症状联系起来，让患者相信不去除这些不良习惯，就无法彻底治愈目前的疾病症状，那么就容易把患者的注意力引导到纠正不良生活习惯方面来，如果成功地做到这一点，不仅可以帮助患者纠正坏习惯，而且可以使患者转移注意力，纠正注意固着于症状的被束缚状态。比如某患者很胖，其实他每天吃得并不多，也不吃

很多油腻的菜和荤菜，但是她好睡觉，每天睡十几小时，很少运动，结果越来越胖，并且逐渐乏力、精神萎靡、郁闷，什么也不想干。在治疗这些抑郁症状时指导其逐渐增加运动量，减少睡眠时间，会起到加快抑郁症状好转的效果。有的患者总是述口苦、口干，可他忽视自己每天很少喝水，不改变这个习惯，口干怎么可能改善？有些老人年轻时每天能睡十几小时，可是到了老年，就不一定能睡这么多了，如果睡不着了，就紧张焦虑，认为自己失眠了，既想睡又怕睡不着，可是不改变这个习惯，减少实际睡眠时间，怎么能睡好呢？怎么还能达到年轻时的睡眠时间呢？有的人干事喜欢一鼓作气，经常连续干到事情做完为止，比如家里居住面积较大，擦地一次就要弯腰干 2 ~ 3 小时，时间久了会出现腰酸背痛不是很容易理解的嘛，这个连续劳动、不干完不休息的习惯不改，浑身酸痛能好吗？如果分批干活，中间更换其他的事干，情况就可能不同了。有的人性功能减退、记忆减退，可是其有长期酗酒的问题，不改变长期酗酒的不良习惯，性功能减退、记忆减退症状也无法解决。有人近来总是头晕，各种检查都找不到异常，生活史显示，他每天打 2 场麻将，要花 8 ~ 9 小时，这样的生活已经 5 ~ 6 年了，这种身体不动的生活方式持续这么久，出现头晕很意外吗？不改变这种生活模式，头晕能治好吗？有人总是有虚弱感，多次进行各种检查都查不出病来，长期到各家医院治疗都无效，可是细问生活史，每天数次手淫，这样做能不体虚吗？对于未婚者来说适当手淫可以缓解性冲动，但是过度频繁手淫，肯定是对身体有害无益的。有人视力不断下降，总是查不出原因，心情十分沮丧，越来越悲观，到各家医院治疗都效果不好，可是细问生活史，每天在电脑上下棋 7 ~ 8 小时，已经持续 7 ~ 8 年了，这个习惯不改变，视力下降能解决吗？这个问题不解决，心情能好吗？所以生活中不良习惯的纠正对于治疗各种躯体不适和情绪症状改善有重要意义。

九、不关注症状

森田疗法提倡的"不问症状"，是日文翻译过来的概念，这样的提法很容易引起患者和医生的误解。患者认为医生都不问我的症状怎么给我治病。医生认为我不问怎么知道患者的病情。其实森田疗法的"不问症状"意在不让患者关注症状，而是希望其按照生的欲望去进行有建设性意义的行动。森田疗法提倡的"不问症状"的另一层意思是医生在治疗时不仅仅是以抑郁、焦虑等精神症状为主要的治疗靶症状或者说治疗目标，不要以为回答了患者一个又一个关于症状的提问就可以使其症状改善，不能陷入患者无休止地纠结的症状之中，把打破被束缚状态、改善患者社会功能作为重要目标，关注患者各种社会功能的康复，从而达到改善患者注意固着于症状的状态，达到治疗抑郁症状的目的。

十、综合治疗

（一）作业疗法

作业疗法又称劳动疗法，运动疗法也可以归入此类。这是森田疗法最常用的治疗方法。为什么用这种方法，很多人都不理解，认为我来看病是花了钱的，你让我干活，这是怎么回事啊。因为多数抑郁症患者有被症状或烦恼所束缚的特点，这种状态下患者极力想排除症状和烦恼，但是自己却排除不了，控制不住自己胡思乱想、纠结、烦恼，越是控制不住就越是想控制和想排除烦恼和症状，结果就越是烦恼，陷入恶性循环之中。其实即使脑子胡思乱想控制不住，手脚还是可以自己控制的吧，手脚活动起来，做起事来，那么精力、精神能量自然跟着消耗其中，正能量的消耗就会获得一定成果。这样一方面改善了患者的社会功能，切断社会功能低下使心情更加烦恼的恶性循环，同时注意由一直指向症状和烦恼逐渐改为注意转向劳动、社会生活、工作等，这样一来精神能量也逐渐改变方向，从而减轻症状所带来的烦恼。具体哪些劳动更适合自己，这需要因人而异，所以作业内容的选择要根据实际情况，选择力所能及的事情来做，逐渐加量，逐渐扩展。能够参加此项疗法，就势必放下对于症状的纠结，放下烦恼。这种对症状的姿态就会减轻对症状的关注，有利于打破注意固着于症状的状态，有利于打破被束缚的恶性循环，也有利于最终使症状改善。

（二）饮食疗法

营养平衡搭配，调整食物热量，根据身体具体情况，进行各种食物的搭配食用（比如补钙、补铁、补充维生素 B 族等）；充足的水分补充，每天至少饮水1500 毫升。特别是对以往有偏食、少饮水习惯的患者更应注意食物疗法。食物疗法对于转移注意力也有帮助。中医认为食物可以帮助调节阴阳平衡，同时也可以帮助身体补充各种营养素，把患者的躯体不适症状归结于身体各脏腑阴阳等方面问题和营养平衡的问题，然后通过食物的调节来解决这些问题，同时达到改变患者经常关注症状的目的。

（三）娱乐疗法

很多抑郁症患者患病后，这也不想干，那也不想干，越是这样，说明病情越严重，因为这种情况下更多的精神能量容易转移到负向思维、负向情绪、负向行动中。那么要恢复正常行为，娱乐活动最容易实施，因为它有趣、容易吸引人的注意力。所以适当听音乐、看电影、看小说、打乒乓球、打羽毛球、旅游是比较好的。但是那些容易上瘾的娱乐活动还是要适当禁止的，比如玩电脑和手机游戏、打麻将、饮酒等。这些活动虽然可以转变患者的注意力，但也可以使患者陷入新的误区而难以自拔，应尽可能避免。

（四）气功疗法

气功是一种呼吸吐纳的方法，最简单的气功就是缓慢地深呼吸加上意识守住丹田（即肚脐处）。反复进行气功训练可以达到强身健体的目的，同时也可以把关注症状的注意力转移到练习气功方面。

具体方法：在空气流通好的地方，坐姿，放松裤腰带，微闭双目，思想集中于丹田，缓慢地深吸气，吸到无法再吸的程度，略停3～5秒，再缓慢呼气，呼到无法再呼的程度，反复进行。练功时注意意念和呼吸技巧，吸气时小腹向外扩张，呼气时觉得小腹由外向内压缩。呼吸时尽可能要细、柔、慢、长、匀，深呼吸时意念一直放在丹田的位置，每次气功时间15～30分钟，每天1～2次为宜。

（五）读励志书和影视作品

通过多次看这些可以励志的读物和影视作品，吸引患者的注意，引起患者共鸣，使其逐渐效仿作品中正面人物的行为方式，这样有益于自己的不良行为方式得以纠正。这可能不是一两天的事，需要一个缓慢的过程。但是只要坚持做下去，等于增加了一个良好习惯，无形中减少不良习惯，因为这方面时间增加势必减少其他事情所需时间，而以往患者往往把多数时间用于打游戏、睡觉、纠结躯体不适等方面，而看励志作品，把注意引到这方面来肯定比打游戏、纠结躯体不适要好得多。

（六）日记疗法

对于一些文化程度较高的患者可以采用此方法。要求患者每天写日记，记录每天做了哪些有意义的事情，有什么感想，对于每天述说的自己躯体不适、围绕症状在转等现象不予理睬，对于患者具有建设性意义的行动给予鼓励表扬和指导，每次来医院就诊时把日记交给医生，由医生给予批语，下次把下一份日记带来，医生把上一次日记还给患者，交替进行。日记指导逐渐使患者不断围绕死的恐怖行动的状态，改变为围绕生的欲望行动的状态。

第三节　森田疗法对抑郁症治疗的切入点

抑郁症的表现因人、因抑郁症类型而异，其主要症状有抑郁、焦虑、紧张、恐惧、强迫、躯体化、疑病等。这些症状都可以用抗抑郁、抗焦虑药物加以改善，如果这些症状改善了，那么被束缚状态也会有所减轻。被束缚状态就像抑郁症患者症状的原动力一样，不断增加患者对负性事件、负性情感的关注，被束缚状态不被打破，上述症状就不容易从根本上缓解。即使经过治疗症状有所缓解，也很容易出现症状复发，因此药物治疗的同时用心理治疗打破被束缚状态极其重要。具体实施森田疗法治疗，要根据抑郁症类型入手。如果一时还不能分辨类型，可以从以下几个方面入手。

一、切断负向精神交互作用

精神交互作用是人人都有的一种心理现象。人人都有过生气的体验，生气时往往越想越生气，越气越胡思乱想，通过这种精神交互作用使生气者陷入烦恼中好久不能自拔。然而正常人很快通过各种调节机制（如生气时找人聊天、看电影、看书、写作、运动、唱歌等）就能打破这种恶性循环，不影响正常生活。抑郁症的精神交互作用是一种负向的精神交互作用，常常是负面的事件、感觉、观念通过思想矛盾的作用发动精神交互作用，最终达到注意固着于上述事件、感觉、观念等方面的状态。思想矛盾为这一恶性循环提供了源源不断的精神能量，使注意固着能够持续下去，也成为被束缚状态持续下去的原动力。

要想切断精神交互作用的恶性循环，纠正思想矛盾是最佳途径。某高一学生入学第1次考试时成绩全班第5名，第2次考试全班第9名，对于自己"成绩下降"闷闷不乐，不能接受自己"成绩下降"，学习越来越没有干劲，埋怨自己无能，心情也越来越不好，经常发脾气。患者被医院诊断为抑郁症，口服抗抑郁药舍曲林治疗，效果不佳。我们的治疗是先纠正其思想矛盾（认知错误），告诉他："名次下降了不等于成绩下降了，就是说你的成绩没有下降，你名次下降可能是别人的成绩上升了，我们总不能不允许别人成绩上升吧？"他的认知得到纠正，对考试名次下降的受容性得到提高，放下了对名次下降的排斥，心情也会有所改善，学习干劲会提高。这样一来成绩会有所提高，形成良性循环，注意不断流向围绕生的欲望的行动中，精神交互作用被切断，被束缚状态程度就会减轻，最终改善情绪症状。然而有些人的思想矛盾可能已经存在时间较长了，不是一朝一夕就能解决的，此时注意往往不受自己控制，而不由自主地关注症状，就会发生注意与感觉之间的精神交互作用，形成恶性循环。那么在这种情况下，打破精神交互作用的最好办法就是不去关注症状和烦恼，转移注意，因为人的注意多数情况下不能同时关注两件事（一心不可二用），注意关注到另一件与当前烦恼之事不相干的事以后，精神交互作用就会被削弱和切断，被束缚状态的程度就会有所减轻，那么再去解决思想矛盾就容易多了。不去关注症状而去进行有意义的活动还有一个重要意义，就是这样做等于放下以往极其关注却解决不了的问题，等于让这个解决不了的问题先顺其自然，而自己去为所当为，结果症状或被关注的问题得不到关注，就得不到精神能量的支持，那么注意与感觉或观念的恶性循环就很难发生。

二、改善注意障碍

被束缚状态的突出临床表现是注意固着于某一感觉、观念，难以摆脱或自拔，无论别人怎样解释、劝说、开导都不能使之改变这种状态，患者常说这些道理我都懂，就是控制不了自己。所以这时把患者的注意焦点由原来的经常关注某一感觉或观念调到去关注有建设性意义的生活行动上来就是治疗的重要任务。一般人在遇到失败、烦恼、挫折、痛苦之时，常采取三种方法缓解这些烦恼：①加倍进行积极的有建设性意义的生活行动（更努力工作、生活、学习），化烦恼为动力，化悲痛为力量，以期用胜利的喜悦代替烦恼；②更多地吸烟、喝酒、打麻将、打游戏等，用本能的快乐代替烦恼；③生气、愤怒、对抗、报复等，用发泄情绪来消除烦恼。这些行动都在一定程度上可以缓解焦虑和烦恼，而第三种方法显然是错误的，因为这样可能产生严重后果；第二种方法虽然一定程度上起到减轻焦虑和烦恼的作用，但往往使人从一个坑跳到另一个坑，仍然影响工作、学习、生活，影响生活质量和健康；而只有第一种方法加倍进行积极的具有建设性意义的生活行动才是最积极、最具长远意义的缓解焦虑和烦恼的好方法。

怎样才能做到使患者投入到积极的具有建设性意义的生活行动中，以改善注意固着呢？要做到这一点并不容易，空洞的说教，常常不是被忘记就是被抵抗（我不喜欢那样；我什么都明白，就是控制不了自己；我试过的，这样不行等）。因此无论是医生还是患者亲朋好友，给患者的指导一定要具体、有可操作性，根据患者的具体情况提出具体的要求，如：你要是想使病好得快一点，就要积极配合治疗，每天必须散步或快走或慢跑 2 次以上，每次 1 小时左右，尽快提高你的体质；睡前 30 分钟按两侧内关穴（手掌横线向肘方向约三横指的横线的中点）各 100 次；每天做 2 次气功练习（具体方法可以在网上找到），每次 30 分钟。有些患者会以痛苦、烦恼、强迫观念总来干扰等为理由说："我干不下去。"这时应讲明："这些烦恼你是对抗不了的，越对抗反而越严重，那么怎么办？""一句话，就是让那些症状顺其自然，然后你去为所当为。"既然你对抗烦恼是徒劳的甚至是帮倒忙的，那么你为什么还要坚持去做无用功呢？为什么要帮倒忙呢？烦恼就让它烦恼，痛苦就让它痛苦，这些就是患病时应该有的体验、治疗时所要付出的代价，不做无谓的挣扎，做该做的事（比如健身、做家务、工作、娱乐等）。在做这些事的过程中，可以收获到成果，得到成就感，注意也从不由自主关注症状转变到关注你眼前的事物，注意所伴随的精神能量也就回到你做眼前事物的行动中来了，这样一来，对症状的关注或注意减少，注意固着就会减轻，症状也会随之减轻。这是患者求之不得的结果。有人说在没有驱除症状之前"顺其自然"是很痛苦的。其实干什么事，想获得成功都是要付出代价的，想什么也不付出就取得成果是不可能的。你带着痛苦和烦恼去投入生活中的各项行动，只要这些行动不断深入下去，虽然症状不一定马上就消失，但也不会加重，这其实已经取得第一步的胜利，成功阻止了症状恶化。随着具有建设性意义的行动继续进行下去，注意固着于症状的程度也会不断减轻，不自觉中症状就会随之减轻直至逐渐消失。

打破注意固着于负性情绪症状和烦恼的最好办法是转移注意力，但是医生也好、亲友也好无论怎样劝说患者不要去注意或对抗症状，把注意转移到别的有建设性意义的事情上，转移到现实生活中对个人、家庭、工作有意义的事情上来，在很多情况下也是无法说服患者做到注意转移的，因为这种注意固着使患者注意的流动性降低，对周围的注意、感觉会降低。由于这种注意障碍存在，所以对医生的话、家属的话似乎听到了，但很容易忘掉，似乎理解了，又好像没有完全理解，很难往心里去，因此很难做到。所以与其说教不如指导患者去做一些具体的有建设性意义的行动，在行动中注意会逐渐被转变到行动中来。

修正思想矛盾也是打破注意固着的最佳捷径。但是注意固着严重时，修正思想矛盾所进行的指导的有效性很差，患者理解力差，很多情况下是很难马上奏效的，因此最容易的办法还是让患者去做力所能及又具有建设性意义的事。只要患者去做了，就是向治愈迈出了第一步，就可以达到克服情绪本位、克服部分思想矛盾、克服精神拮抗作用的目的，可谓一石三鸟，注意也就向行动这方面迈出了一大步，因为无论做任何事情，没有注意的伴随是无法实行的。只要患者坚持做下去了，随着注意不断向具体活动流入，那么原来指向症状的注意所伴随的精神能量就自然减少，注意固着于症状的状态就会减轻。那么体验到按照医生的指导去做事的甜头，精神能量就会进一步转向具体活动，形成良性循环，注意症状所需的精神能量进一步减少，注意固着于症状的状态就会进一步减轻，症状也会随之减轻。

万事开头难。有的患者去做一件目前他还不愿意做或不知道为什么要做的事，开始时可能有一些困难。如果是这样，行动需要分两步。第一步让患者明白行动的理由，这个理由可以从患者的身上找。比如某人总感觉心慌，因此不敢工作、不敢出门、不敢活动。如果你发现他比较胖，你可以提醒他："你的体重比别人重很多，想象一下，你比其他人重50斤情况下，那么你和别人干同样的活，你是不是一定比别人累很多？那么日复一日的积累，你当然比别人容易疲劳、心慌了，那么你即使不干活、在家休息也改变不了你疲劳、心慌的现状，回想一下你现在没上班，就不心慌了吗？你的心脏又不能根据你的体重随意增大，那么就只好加快跳动了，不心慌才怪呢。"患者接受了这个理由后，他就可能想知道怎么办好。那么第二步就是给患者一个可操作性的行动办法。你要想根本改变这种状态，最好的办法是什么？有两个好办法，一是改掉吃零食、喝酒、吃荤太多的习惯，二是每晚饭后到外面散步或快走或慢跑半个小时到1个小时。行为的指导一定要具体，简单易懂，不要一次指导太多的行动内容，以后逐步扩大行动范围。不要只说减肥、运动，这样说很多患者是不知道该怎么做的。又比如某患者乏力、易疲劳，工作是坐办公室，每天用电脑。让他知道，这种由于长期固定姿势静止不动引起的疲劳单靠休息是解除不了的，反而每天进行一些躯体活动会有益于恢复静止不动导致的疲劳，这种情况可以进行体操、广场舞练习，使身体练得越来越柔软，或者散步、快走、慢跑以及做自己喜欢的活动。开始做这些活动时可能比较困难，甚至疲劳比以前有所加重，但是坚持下去，就会恢复正常了。一旦患者尝到了身体活动的甜头，那么就容易把行动变成常态，行动的第一步迈出来了，那么不断向生活、工作、学习的其他方面扩大行动范围，打破注意固着就容易实现了。

三、放弃对抗症状

抑郁症患者对烦恼、痛苦、躯体不适、焦虑、抑郁等症状通常采取对抗、消除、排斥的态度和行动，就是说与症状为敌，如乏力就整天躺着，心情不好就不说话、不出门，心烦就发脾气，这样做不但不能消除上述症状，还会出现新的症状，如为消除心里不愉快就经常发脾气，可是发脾气不仅是徒劳的，而且是起到相反效果的。多数人认识不到这一点，反而更加努力去消除症状，又再次失败，这样不仅消除不了这些症状，反而会加重。因为你越是想排除或是无意识地排斥症状，你就越关注这些症状，注意与这些症状之间通过精神交互作用，互相增强，精神交互作用的结果把注意与症状之间的关系变成了像是算数的乘法关系。如果把注意的强度由弱到强用数字表示的话，越靠近"1"的数字就代表越弱，越靠近"10"的数字就代表越强，在症状强度固定不变的情况下，对某种症状注意越强，注意乘以症状所得到的感觉就越大，所以就会感觉症状越加严重。本来抑郁症的一些症状在正常人的某些情况下也会出现，比如考试成绩不理想，会出现几天心情不好、垂头丧气、吃不下饭等，如果不在意这些感觉，不断努力学习，慢慢这些感觉就会消失。但有些人觉得这些感觉不正常，特别排斥这种感觉，可是越想排斥越排斥不了，学习反而受到影响，成绩可能进一步下降，心情进一步沮丧，形成恶性循环，学习干劲受到影响，心情不好反而进一步加重。既然是这样，对于解决无法排除的受到批评、考试成绩不好、丢失钱财等事件导致的心情不好，一种办法就是不去排除这时的情绪反应，而是接纳这些情绪反应或对其不加理睬。因为事实已经证明对这些正常的情绪反应，通过排斥的方法来处理是行不通的，既然行不通，那么只有接纳，接纳这些情绪反应当然是件不愉快的事，很不容易做到。那么另一种症状受容的方法是放弃对情绪反应症状的排斥，或者暂时把症状放在一边，把它放下，让它顺其自然，而自己做该做的事。有时让患者放下症状、不与其斗争是很难的，甚至是不容易被接受的，但是要说服患者把消除症状当成下一阶段的内容，而目前着重解决更重要的问题。比如某患者总是什么也不想干，每天从早到晚都躺着，即使这样也还是说没力气。你说他有力气，他不会同意。你同意他的说法，他就更什么也不干，每天不起床了。他以不起床来对抗疲劳、对抗没力气。让他放弃对抗、放下疲劳的事，可以问他想不想有力气。既然想有力气就要知道怎么才会有力气，有力气不是靠躺着就可以的。在吃饱饭的前提下，要一点一点地锻炼。现在没力气，可能走 10 分钟就走不动了，那就走 10 分钟休息一会，再走 10 分钟再休息，不断重复锻炼，过一些天就可以走 20 分钟了。如果走 20 分钟就走不动了，那就走 20 分钟休息一会儿，反复训练，过几周以后，就可以走 1 个小时了。如果走 1 个小时累了，其实走 1 小时别人也累了，就是说这个时候你就和正常人一样了。患者接受了这个指导，坚持按照这个建议去做，就等于放下了与原来症状的对抗，就是说提高了症状受容性，这本身就会减轻被束缚状态的程度。

四、不断提高身体社会功能

一些抑郁症患者由于过分关注症状，因此对症状以外的事物注意减少，表现为在工作、学习、生活中注意涣散、难以集中或不能像以前一样比较长时间地集中精力做某事，有时记忆力减退、丢三落四，因此工作效率下降、生活节律紊乱、人际关系出现问题。这些身体社会功能的减退，会进一步影响患者情绪，以至于出现恶性循环。还有很多抑郁症患者过高估计症状的负面影响，认为只有不上班、休学、不做家务、休息、每天多睡觉才可以缓解目前的状况，这种社会功能的下降和停滞会使自己有更多的时间和精力去关注症状，结果休息不仅不能根本转变自己身体社会功能减退的状态，相反一些人各种症状进一步加重。从这种意义上来讲，尽快恢复力所能及的工作、学习、正常生活，力所能及地去做一些有建设性意义的活动，对打破被束缚状态有积极促进作用。并不是一开始这样做就可以马上打破被束缚状态和改善各种症状，症状减轻也是需要时间的，因此症状没有根本改善之前是需要暂时忍耐的，即使是有一些痛苦，还是要坚持做力所能及的活动。这就是对症状的顺其自然，而自己为所当为则是，既然无论怎么努力都无法排斥症状，那么就让它先存在吧，对它不抵抗、不关注、不消除，把症状放在一边，力所能及地恢复以往正常的生活。有人问这样做了症状就不会来了吗？回答是：即使这样做了，症状也不是马上消失，症状可能还是会来的，但你继续下去，注意就会继续转移到眼前所做的事物中，其结果是关注症状的注意渐渐被减少，那么注意与症状的相乘作用减少（精神交互作用减少），而过去不能做的家务、工作、学习、娱乐等活动，现在能做了，做好了，就等于身体社会功能在不断改善，症状会在不知不觉中减轻乃至消失。

五、修正思想矛盾

有的抑郁症患者只是靠读心理方面的书、医生的指导信或一番心理指导便治愈了多年顽疾，为什么这么神奇？是因为这些方法修正了他们多年的思想矛盾（包括思想偏差、歪曲、错误），改变了错误的思想观念，便一下子打破了被束缚状态，俗话说就是打开了心结，行动回到有建设性意义的生活行动中。特别是有些人的思想矛盾是由于缺乏生活常识、缺乏专业知识所致。比如有人固执地认为"自己是不能遇到事情的""恐惧、焦虑、心慌就是心脏病""胸闷可能是肺癌或心脏病"等，出现这些想法时便产生不安、焦虑，逐渐使这些本来是正常人也会有的感觉和想法（遇事恐惧、焦虑、心慌、胸闷等）变得越来越严重。一旦患者明白了心慌、胸闷也不一定都是心脏病，那么心结被打开了，束缚被打破了，症状也就会随之减轻乃至消失。

但是并不是所有思想矛盾都那么简单。有些人自幼就形成了一种不正确的思维模式，认为"应该这样，不应该那样""理应如此"，而不知实际上感情与理智、主观与客观、理论与实际、想象与现实等都可能是不同的。换句话说，即使是这些方面出现了不同也不能算是异常，有时候两者一致当然也不能说是不正常的，如果认为只有两者一致是正常而不一致就是不正常，那就是思想矛盾。若不能及时发现和纠正这种认识上的偏差，就容易给自己的思维、判断、理解带来误导，一旦由于思想矛盾而引发心理问题或障碍时又片面地从外界寻找原因，当然无济于事，于是一偏再偏、一错再错。比如某年轻人由于被领导批评以后一直心情不好，感到有些心口堵的感觉，便联想到父亲是患心脏病去世的，于是认为自己可能也患了心脏病，可是到医院检查没有发现异常。这种主观体验与客观检查结果不一致，本来是正常现象，相信客观事实是明智的，但是他不知道正常人在某种不良情绪状态下有时也会出现心口堵的感觉，坚信自己的心口堵是病态的，因此到处检查，越是关注症状不适感觉，这种感觉就越增强，症状就越严重。人的每一个思想、每一次思考的结果，都可能是正确的，也可能存在偏差、矛盾、歪曲、错误，自己的思想到底是属于正确的还是属于存在偏差、矛盾、歪曲、错误，那就要经过实践的检验才知道。然而有些事很快就能得到验证，而有些事要经过数月乃至数年才能得到验证，可是数年后很多人已经忘记自己当初的思想、判断、决定，也就无法知道自己是否存在思想矛盾，那么他可能还始终认为自己是对的，这是思想矛盾长期存在的原因之一，认识到这一点，经常不断地根据事实去修正自己的思维，是纠正思想矛盾的关键。

另外，每个人都有其文化背景、家庭背景，受教育不同，看问题的方法、角度就不同，那么对问题、事物的判断和得出的结论就会不同，不承认这个差别、坚持自己是对的，本身就是片面的，就是思想矛盾或偏差，就会得出片面的结论。帮助患者认识到这一点，对于修正思想矛盾或偏差具有重要的意义。一旦真正地认识到这个问题，学会对待问题、事物，站在多个不同的角度去观察、分析，做出更加全面的客观的判断，就会容易改善以往的思想矛盾。

六、改善神经质性格

如果按照上面的治疗方法去做，被束缚状态就可能被打破，抑郁症状减轻，患者就容易逐渐恢复正常的生活、工作、社交。但是经常会在恢复过程中、治疗中病情反复、容易波动，其中原因之一就是完善欲过强这种性格倾向没有得到调节，那么生活中这种性格倾向就会不断影响自己的情绪和身心状态，成为症状再次加重的导火索。所以在疾病恢复过程中，即使症状有所减轻，也要不断修正完善欲过强的性格倾向。有人说，江山易改，本性难移。确实，性格是不容易轻易改变的。但是就没有办法了吗？不是的。我们不是直接去改变性格，而是可以降低对人、对己、对事物的要求标准。日本森田疗法理事长中村敬教授说过这样一句话："80分万岁！"什么事能达到80%的程度就满足，这样你会发现每天关注的焦点发生变化，由每天关注那些不好、不愉快、不正确的事并为此而烦恼，转变为经常看那些做得好的、对的、愉快的方面或事（不然怎么算出来事物好的和不好的比例？），这样会感到每天都很满足，因为你的努力成果每天都基本达到这个标准，就会经常处于很高兴的状态，就会工作、生活更有干劲，这种情绪就会对心身产生正面的影响。

七、激活并发挥生的欲望

前面说过死的恐怖是人的防卫本能，围绕死的恐怖的行动则属于消极防卫行动，消极防卫行动会带来消极的结果，容易陷入不良的恶性循环。抑郁症患者常常围绕死的恐怖去行动，其结果往往是使抑郁、躯体不适、焦虑等症状加重，那么面对这样的局面应该怎么办呢？我们首先要明白死的恐怖越强烈，说明生的欲望也越强烈，生的欲望与死的恐怖不是矛盾的，它们是一个事物的两个方面，表达的意思是一样的，比如怕死就是想活着。但我们既然知道了围绕死的恐怖而行动（比如怕传染病就不敢到人多的地方、就不停地洗手）其结果容易产生各种精神症状、痛苦、烦恼，那我们为什么不去围绕生的欲望去进行有建设性意义的行动呢？激活并发挥生的欲望，通过注意锻炼身体或注意饮食营养平衡，改善不良饮食、生活习惯，对工作积极进取，对学习积极向上，不断改进学习方法，认真做好生活中的每一件事，人际关系方面注意自我修养，不断修正自己的思想道德素质，这样围绕着生的欲望的行动，容易形成各种良性循环，使人生不断向上发展，那么原来由于围绕死的恐怖的行动所引起的症状也会减轻和消失。所以把围绕死的恐怖的行动转变成为围绕生的欲望去行动，使精神能量转向生的欲望，这是抑郁症治疗成功的重要环节和关键步骤。

即使是这么说，患者可能仍然不明白为什么围绕生的欲望来行动才是正确的，才可以获得精神健康。那么简单地说，死的恐怖可以用两个字来概括："怕丢"。即怕丢命、怕丢健康、怕丢财产、怕丢面子、怕丢官。其实不是只有患者才怕，我们每个人都会怕。"怕丢"其实是"想得"，想得到长寿、得到健康、得到财富、得到面子和荣耀、得到官，殊不知世界上没有白得，不付出就没有获得。

有个患者来咨询，说她最怕丢面子，因此不敢在别人面前说话，怕说错了话丢面子，开会不敢坐到前面，怕被提问答不出来丢脸。我对她说："我给你10元钱，如果你能用这10元钱帮我买一辆奔驰牌汽车，我就可以让你永远处处有面子。"她说10元钱怎么可以买奔驰，买个玩具都不够。我问她为什么，她说就是钱不够呗。我对她说，付出的不够，当然就得不到想要获得的东西，付出足够多的汗水和劳动才可以获得足够多的财富，才可以买到奔驰汽车。就是说自己不付出足够的代价，就永远得不到想要的东西。如果你想要面子，那你就要想想你为了得到面子付出了什么？当你付出了时间和体力、精力去工作时，你就可以获得金钱，你用自己劳动获得的金钱去过上了好生活，别人就羡慕你，称赞你；你辛苦学会了一门技术，用这门技术改变了生活状况，为人们提供便利，那么你就被尊重，你就有面子；锻炼身体，使身体十分健壮，那么比起那些疾病缠身、什么也不能干的人，你就有面子；你每天辛辛苦苦地练唱歌，当你有一天站在大舞台上高歌，所有的人为你的歌感动时，你就会有面子。所以为了你"不丢"，你先用你的付出去获得，当你已经真正用你的付出获得了你所要的东西，那么这就是你的行动从围绕死的恐怖转向了生的欲望，生的欲望被激活，你就走向通往精神健康的道路。就是说通过锻炼身体、努力工作、学习、交友等，就可以摆脱爱面子的困扰。

八、以目的或目标为行动准则

很多抑郁症患者具有情绪本位的特点，即以情绪为指导自己行动的准则，以情绪左右行动，或以感觉左右行动。喜欢去做的事，或者感觉舒服的事情，往往不辨好坏都固执地去做，不喜欢去做的事或者感觉不舒服的事，不管是不是需要就是不去做；还有人根据感觉来行动，刚认识一个人，感觉不错，没几天就登记结婚了，或者刚认识就决定一起做大生意，可是时间久了才发现这个人问题很大，不应该匆忙结婚，不应该匆忙决定一起做这么大的生意。类似的情况很多。根据情感或感觉来决定行动，往往容易忽视思维的主导作用，很多情况下会出现错误和偏差。每一个正常人其行动是应该受认知来支配的，即对待事物要经过综合判断、推理后才做出怎样行动的决定，而绕开这一过程，直接根据自己的情绪反应、感觉来决定应该做出什么行动，这样的行为模式往往产生不良的后果，影响情绪，对于抑郁症的治疗是极其不利的。比如对自己所患病症十分担忧的抑郁症患者，医生不建议其去网上查与疾病相关的信息，以免过度关注疾病信息，使精神能量聚集在这些方面，会更容易担心和恐惧，但是往往患者很难做到不去查找；医生建议患者每天出去活动，而不是总待在家里，但是患者往往还是喜欢终日待在家里。所以在心理治疗时指导患者放弃情绪本位十分重要。但是直接告诉患者不要情绪本位往往是不会生效的，因为这种以情绪的好坏为行为准则的行为方式是其多年来一直奉行的，已经形成习惯，并不是那么容易改变的。心理治疗时可以指出这是一种不成熟的、对自己远期利益有害的行为方式，改正这种行为方式的重要一环是树立以实现目的或目标为行动准则，即目的本位，要为了实现自己的目的或目标努力，比如想吃得好、睡得香，即使运动很苦、很累、甚至不喜欢去做，也要循序渐进地去做；又比如希望身体健康，那么即使很喜欢吃肉，也不多吃，即使很喜欢睡懒觉，每天也只睡 8 小时左右，以实现健康的生活方式。不断训练以目的为准则来决定要干什么的行动方式，一旦成功地被患者接受，那么就等于修正了情绪本位的行动方式。

九、学会灵活调节正负向思维

抑郁症往往具有负向思维模式，运用负向思维指导行动。这种思维模式的存在不但有利于负性情绪的产生，对于治疗抑郁症也十分不利，因此使患者学会正向思维模式，进而学会灵活调节正负向思维十分必要。可以针对患者具体症状，指出患者的这种负向思维倾向及其危害，同时给患者布置作业：经常在遇到问题或闲暇时，训练用正向思维看待事物。比如一次被骗走了 1000 元钱，负向思维是觉得倒霉透了，因此很沮丧，但正向思维是这次丢钱给了我一个大教训，使我发现了自己平时防卫心太薄弱了，很不擅长辨别好人和坏人，难怪这次被骗钱，今后就知道注意了，就不容易被骗了，那么就防止了损失更多的钱。学会看到事物的正面，对于消除单纯负向思维模式的不良影响、掌握思维平衡具有重要意义。负向思维模式是长期以来逐渐形成的，因此不会那么容易在短期内改变。首先要认识到这种思维模式的不良影响，然后经常给自己布置作业，训练自己学会看到自己、周围人以及各种事物的好处、优点，不断训练下去，慢慢就会发现自己看到的人和事物正面的优点越来越多，这有益于减少以往的负向思维模式。

十、不断提高行动力

森田疗法的理论虽然重要，但是按照这个理论去行动、反复实践更为重要。从身体锻炼中改善身体素质，从各种行动中改变不良生活习惯，提高人际交往能力、工作能力、适应社会的能力、解决困难的能力，而在收获各种能力提高的同时，也会带来抑郁症状减轻的效果，因为这使得精神能量从围绕死的恐怖的行动转变到围绕生的欲望的行动。这说起来很简单，但是患者不一定都能马上理解其重要性，不一定能马上做到这些。若总是怀疑这样做的有效性，即使是行动也是很被动，而且不持久，就很难得到持续的效果。很多患者以行动难以开展为理由拒绝行动或者不能持续地去行动，甚至为此躲避医生、躲避治疗，那么医生和家人、亲友不断督促、鼓励就具有重要的作用。必要时要与患者一起行动、一起做事、一起体验，带动患者做事，以不断提高患者的行动力。

第四节　森田疗法的实施技巧

一、关于"不问症状"

森田疗法有一条治疗原则："不问症状"，注重现实生活。其实这是日语直接翻译过来的一个概念，本意并不是医生不去询问病史，而应该理解为让患者不刻意关注症状，不经常讨论症状，不总是到网上去检索症状相关信息，避免强化症状，使病情因此加重，而是去重点改善现实生活中存在的问题。如果患者整天诉说症状多么难受则实际上等于在不断强化症状，不仅对症状改善没有任何帮助，反而使自己的注意力专注于症状而产生恶性循环，加重症状。但医生在运用这条原则时经常会造成患者的误解。患者是由于症状痛苦而来找医生帮助的，想治愈症状、消除症状，如果医生一开始就"不问症状"，容易造成患者的反感和不信任，而使患者形成对治疗的阻抗。所以初诊的倾听、理解患者的痛苦、分析症状形成的机制是十分必要的。在治疗当中告诉患者不要整天诉说症状、到处询问关于症状的问题，不要无休止地在网上搜索与症状相关的信息，这是为了减少由于这样关注症状而使注意固着于症状，若这样关注往往导致注意与症状之间的精神交互作用，导致症状不断加重，不利于打破被束缚状态。不关注症状的同时关注现实生活中存在的问题、不良习惯，重点去解决这些问题，消除不良生活习惯，树立正确的生活习惯，如改正抽烟喝酒、吃零食、不运动的习惯，开始孝敬父母、改善人际关系、锻炼身体、努力工作、增加兴趣爱好等。这些方面做得好了，做得多了，那么可以推测症状就会有所减轻。

二、行动方案的可操作性

无论是医生、心理咨询师、教师、家长，学习了森田疗法的理论，用森田疗法理论指导患者生活实践，以期达到治疗目的，但是在心理治疗开始阶段，忌讳只注重理论的说明解释，而不注重实际操作。重点放到指导患者具体的行动方案，不要只是说"你去运动就好了""转移注意力就行了"；而是告诉患者每天具体做哪些活动、哪些运动，什么时候去做，多少活动量、多长时间为好等。否则会由于指导不具体、没有操作性而使患者有理由拒绝执行医生的治疗意见。

三、指导语简明、易懂

一部分抑郁症患者会由于文化水平低、理解力差、对疾病有错误理解而对医生的指导不理解，或容易产生误解；另外由于被束缚状态，导致注意固着于躯体不适症状，而对其他事物注意涣散，因此很容易出现听不进去医生的话，或者好像听到了医生的意见，但是没有往心里去，结果是患者不能按照医生的指导去行动，仍然按照自己原来的行为模式去生活。所以医生如果用比较简明、易懂的指导语，打比方、举例子、画草图，帮助患者理解，会收到更好的效果。

四、对患者的要求给出理由

在森田疗法治疗过程中，医生经常向患者提出要求，让患者去运动、去做家务、去与人为善、去做好事等。但是不说出理由，只是提出要求，往往患者容易无意识地抵抗，不能按照医嘱去做，如果患者不去做，那么肯定达不到预期效果。所以一个简明、扼要的理由在森田疗法治疗中十分重要。什么样的理由容易使其接受医生的建议，不能一概而论。比如胆小者、肥胖者、体弱者、怕得病者需要锻炼和强壮身体；怕被别人瞧不起者、特别好面子者需要好好工作、好好学习、与人为善，只有这样做才会获得别人尊重。要让患者知道，面子是靠努力赚出来的，你通过努力，提高了地位或者增加了财富，自然会被别人尊重，你对周围人友善，周围人自然对你友善。有人对治愈疾病特别迫切，那么告诉患者，想治好病不仅仅是只知道治病，而且要知道治人。为什么别人遇到同样的打击或压力，却没得病，而偏偏是你得了病，说明你可能具有某种容易患病的易感素质，你可能有哪些行为模式、生活习惯有问题。治人的病就好像治庄稼的病一样，治庄稼的病一定要同时治土地，治好了土地的问题，就便于治好庄稼的毛病。治病需要吃药，那么治人怎么治呢？不良生活习惯、坏毛病需要改正，人际关系不好需要纠正，原来不够孝敬父母则需要改正，原来懒惰也需要变勤快等。如果患者接受这些理由，并在行动中认真执行，那么有助于转变行为模式。

五、对医生的指导患者应有反馈

医生每次对患者指导，都要要求其反馈，口头、书面都可以。通过反馈才会发现患者对医生的指导理解了多少、实施了多少。通过患者的反馈，强化患者对医生的心理指导的理解和实施，使患者花精力去思索医生提出的问题和解决方法，去体验每次行动的感受。就像在学校老师讲课，学生好像都听懂了，可是一考试就会发现有些人真正懂了，而有些人没懂，因为一些人一考试就不会。所以医生给患者苦口婆心地讲，觉得患者应该懂了，其实不一定，还要通过不断反馈（就像复习考试）来理解和强化才能达到预期目标。

六、巧用逆向思维法

逆向思维法是指为实现某一创新或解决某一因常规思路难以解决的问题，而采取反向的、不同于常规的思维寻求解决问题的方法。人们解决问题时，习惯于按照熟悉的常规的思维路径去思考，即采用顺向思维。比如"乏力就不上班、不上学、不干活，就整天躺着休息""怕见人就不出门，躲避参加社交活动，就见人低头不语""今天失眠明天就晚起床，多睡懒觉"等。这些都是顺向思维的产物。可是躺时间长了不锻炼，人的身体容易越来越虚弱；总是躲着不见人就更容易胆小；白天睡多了晚上就更睡不着，失眠更加重。所以用顺向思维找不到解决问题方法的情况很多，而此时运用逆向思维去解决问题常常会取得意想不到的功效。如非器质性疾病的乏力患者，让其每天出去散步，一点一点地增加散步时间和距离，慢慢地经过训练，体力会逐渐改善；怕见人者如果怕就怕，该见人时就见人，该说话时就说话，慢慢习惯了也就不害怕了；即使晚上失眠，白天也不睡，该干什么就干什么，这样晚上就会更困，反而有助于失眠者改善目前的失眠状态。还有不问疗法、患病不休息反而去劳动、不排除症状反而接纳症状、顺其自然、不消除烦恼反而放下烦恼都属于逆向思维的典型。上述方法都是森田疗法把逆向思维模式运用于心理治疗的经典方法。学习和掌握这种思维模式，正确运用，会起到意想不到的效果。

第五节　抑郁症病情迁延、难治的影响因素及对策

抑郁症的负面心理影响因素与神经症相似。在治疗中忽略了这些因素的影

响，或者当治疗陷入困境时只是一味地增加药物剂量或种类，不去发现和消除这些负面影响因素，那么治疗的效果就会大打折扣。众所周知，单纯药物治疗抑郁症的疗效最多也就达到 70% 左右，而如果克服这些负面影响因素则可以增加疗效。

一、对治疗的无意识抵抗

一部分抑郁症患者不认为自己有情绪问题，只承认自己有身体问题。一方面积极要求治疗身体不适症状，反复检查、寻求名医，迫切寻求各种良方；另一方面，对医生的指导、治疗意见有意无意地怀疑，常常忘记医生的嘱咐，不按医生的指导服药，过度害怕药物副作用，对医生提出的治疗方案婉言对抗，"这个药我吃过，效果不好"（其实只吃几次或只少量吃过），"我腿不好，不能运动""天气太冷或热，没法外出运动""不吃零食就饿得受不了""看说明书这药副作用太大，没敢吃""最近太忙，没时间来医院""最近总是忘了吃药""别人都说这药不能吃"。好像患者总是有意与医生作对，其实这也是患者思想矛盾的一个特征，患者虽然没有说只有自己是最正确的，但事实上很多患者只相信自己，对别人不轻易相信，因此才会出现此现象，严重影响患者对治疗的依从性。

设法使患者放弃对治疗的无意识抵抗，也是治疗的重要一环。医生如果能根据患者的病情、实际身体状况，抓住患者的部分问题，对说服患者放弃情绪本位、放弃抵抗有一定作用。比如患者总是主诉心慌、胸闷、乏力等，躯体各种检查无异常，各种治疗无效，医生希望其增加身体活动，减少对症状关注，可是患者说："我太胖，走不动。"以此抵抗。医生可以说："你走不动可以理解，可是你不动，结果怎样？是越来越走不动。现在体重比正常人超出 30 多斤。假如你每天额外背 30 多斤的行李，不论白天黑夜都背着不放下会怎么样？你就比别人容易疲劳，就容易心慌、胸闷、乏力吧，就可能走不动，不是吗？如果你把行李放下来，会怎样？"如果患者恍然大悟，从此决心参与减肥运动，戒掉不良饮食习惯，就等于放下抵抗，放弃情绪本位，就会产生积极作用。抵抗是多方面原因造成的，要根据具体情况，采取不同的措施。有时用逆向思维，比如患者害怕药物副作用，不敢吃药，问他："那就不治了行吗？"或者说："即使出了副作用，它和你这个病比哪个问题大？先解决哪一个好呢？"或者说："你不希望治好病吗？既然希望治好就是想获得效果，想获得那不付出可以吗？"还有一种方法是先肯定，再疑问，后否定。比如医生希望患者接受药物治疗，患者立即回答说："不想吃药。"医生马上给予肯定，说："这种想法是对的（肯定），哪有人渴望吃药呢（疑问）？可是不吃药能尽快治好病吗（疑问）？恐怕困难（否定）。所以争取尽可能少地用药去获得最大的效果，这也许还是可以达到的。"又比如一个失眠患者，经常晚上 7 点就上床睡觉，12 点左右才能睡着，早上 8—9 点才勉强起来，真正睡眠的时间达到 8 ~ 9 小时，在床上 13 ~ 14 小时，但还抱怨入睡困难、没睡好。医生希望他晚一点睡，每天不要上床太早，睡眠时间在 8 小时左右就行，患者抵抗："我要是能睡 8 小时就好了，其实根本睡不着，睡不着再不多休息一会儿，那我哪能受得了。"医生说："你睡得不好，想多睡一会儿这个想法没有错（肯定），可是上床早而睡不着，不难受吗（疑问）？第二天起床晚了，晚上想早睡不就更容易睡不着了吗（疑问）？你是这种感觉吧？所以要想睡好觉，首先计划的睡眠时间要正确，即每天计划睡 8 小时（否定以往睡十几小时），那你自己算算，几点上床、几点起床比较好呢？"通过以上这些方法可以有益于克服抵抗。

二、情绪或感觉主导行为

情绪或感觉主导行为是情绪本位或感觉本位，是一种幼稚、不健康的生活态度。以情绪或感觉的好坏主导自己的行动，常常表现为喜欢做的事或感觉好的事就去做，不喜欢的事或感觉不好的事就不去做。正常的情况下人首先应该是用自己的思想去指挥自己的行动，而不是仅仅凭情绪的好坏、感觉的好坏来办事。而他们不喜欢或者喜欢的事有时恰恰是对疾病治疗、生活、工作、人际交往不利的事。如不喜欢与人交往就不交往、不爱运动就不动、不爱吃的东西就不吃、不爱多说话就不说，或者感觉好就立即决定这件事可以做、感觉不好就不做，可是感觉好的事有时事后证明不一定就是好事，感觉不好的事也不一定是坏事。由于有些人固执于这种以情绪或感觉为本位、为主导的行为模式，因此在治疗时严重影响对治疗的依从性，甚至产生与医生对立的情绪，严重影响治疗效果。如医生建议患者多参加运动，患者说"我不喜欢运动"，或者说"一运动就感觉不好"，医生指示患者"尽量减少网上游戏"，可是患者说"我喜欢上网玩游戏"，或者说"我玩游戏时感觉最好"，照样该怎么玩就怎么玩。

如果能让患者认识到这种情绪本位、感觉本位是不成熟、幼稚的心理和治疗的一大障碍，就是成功的第一步。然后设法使患者变得有想成熟的愿望，告诉患者一个心理成熟的人应该是为实现自己设立的目标而采取相应行动，即以目的为自己行动的准则（目的本位），为达到某种目的，实现某个目标，即使不愿意、不喜欢去做的事也要去做，即使很困难、很不容易也要坚持，这就是目的本位。比如学习虽然很累，但是为了达到考上好大学这个目的，忍住疲劳、艰苦，克服困难去学习。仔细观察就会发现，人类都是在这种目的本位的原则下做事的。教给患者这样一个行动原则，让其学会在各种情况下去领会、运用这个原则。往往患者一开始时好像是明白了这个原则，但是实际应用起来就不那么容易，就像在学校上课，老师教给我们一个公式，我们好像听明白了，可一旦到了具体作业或考试中还是经常出错，只有经过反复实践才有可能慢慢掌握这一行动原则。掌握了这一原则并能够主动去运用，对纠正情绪本位或感觉本位具有极其重要的意义。

三、注意固着于症状而难以自制

一些抑郁症患者的注意经常严重地固着于抑郁心情、烦恼、挫折、痛苦上面，越是注意这些烦恼和痛苦，它就越是严重。其实患者自己也会发现忙碌时症状、烦恼、痛苦会减轻，闲暇时症状、烦恼、痛苦会加重，但是他们常常会说："我也知道过分注意这些症状没什么好处，我也想转移注意，但是我控制不住，总是不知不觉就又对症状关注起来了，不知不觉脑子就又被烦恼占满了，看什么都不顺心。"这种情况对治疗非常不利，对于这种现象光用说教常常是白费口舌，不起作用，因此不是设法让患者不去关注症状，不是单纯让患者转移注意力，而是让患者进行可操作的、力所能及的、有意义的行动。比如鼓励他们把由于患病而停下来的家务继续做起来，到外面去散步，画画，练字，练唱歌等。做任何活动都是必须要有注意力做保证的，注意转到了生活行动方面以后，就会不自觉地减少对症状的注意，所谓一心不可二用，对症状的注意减少了，也会使对症状的感觉减轻，症状减轻又会减少注意，形成良性循环，久之达到改善注意固着于症状、烦恼、痛苦的目的。

四、执着于思想矛盾或偏差

有一部分抑郁症患者，即使被医生或其他人指出了思维矛盾的存在，指出这种思维会对症状、烦恼、痛苦的形成和预后起到的负面影响，但他们还是轻易不会相信医生的分析，表面上理解了医生的话，回过头来仍然按照自己的原有的思维去行动。他们虽然没有说自己是最正确的，但他们的所作所为证明他们认为自己最正确，别人都不可信，所以不太可能通过一两次心理治疗就改变思想矛盾。

很多患者不懈地坚持自己最初形成症状时对症状的认识，越想越是这么回事，越想越应该坚信自己的判断，顽固地按照最初的判断去行动，不轻易相信别人（哪怕是专家）的建议，直至若干年后，已经被疾病折磨得痛苦不堪了，才不得不改变原来的认识和态度。比如某患者 20 年前由于一次劳累后出现胸闷、乏力等不适症状，以后就害怕自己得了肺病，到医院检查没有发现异常却不相信，又到别的医院检查还是正常，仍然不放心。从此奔走于本市、外地各家大小医院，在各医院的各科反复检查、求治，无论怎样治疗都无明显疗效。别人建议她到心理科去看看，她认为别人不理解她。被家人勉强带到心理科，也不听医嘱，或以各种理由拒服精神药物治疗，拒绝接受医生心理指导。多年来花钱无数，痛苦万分。最后实在没办法了，再次来到心理科就诊，经过医生认真地心理和药物治疗，在经过治疗使症状改善的事实面前才不得不改变了对疾病的认识。所以这种执着于对身体不适症状的不正确认识可能是难治或者病情慢性化、迁延的原因之一，逐步使患者认识这一问题，并加以纠正，有益于抑郁症状的改善。

五、执迷于负向思维模式

负向思维是遇事好往坏处想的一种思维模式，这种模式常可以使人情绪沮丧、不安、压抑，对挫折、失败、痛苦等负面影响缺乏耐受力，心理压力承受能力降低。比如小 A 年底涨工资了，由每月 4000 元涨到了 5000 元，本来这是一件可喜可贺的事，值得庆祝才对，而小 A 却郁闷了很长时间，最后还是辞职不干了。多数人都莫名其妙，不知道为什么。领导经过反复询问才弄明白，原来她对涨工资并不怎么高兴，在她看来这是应该的，但是当她听说小 B 涨的比自己每月高 100 元，她郁闷了，觉得自己被别人看不起，被领导小瞧，于是涨工资以后失去了干劲，最终辞职了。小 C 是高一学生，经过努力，这学期他的总分从期中的 520 分涨到期末的 560 分，可是他一点都不为此高兴，反而哭了好几天，因为他的排名从班里第 10 名，降到了第 15 名。事实上是小 C 的成绩有所提高，但是他不为这些进步而高兴，却为自己名次退后而烦恼，而他所认为的退后其实是认识上的失误，实际上不是自己退后而是其他几名同学进步比自己快。如果能知道自己的这种认识问题和负向思维模式对自己的不利影响，一般人都会积极设法改善的。但是抑郁症患者似乎对此不以为然，或坚持己见，让其做正向思维的训练常常不能坚持，仍我行我素。这种情况一方面是由于情绪问题引起，人在情绪低沉的时候最容易出现负向思维，那么改善情绪则是改变这种思维的重要方法，抗抑郁药物治疗和心理治疗可以起到关键作用。另一方面是性格因素的影响，自幼就有这种倾向，这种情况的纠正就比较困难，需要反复训练。比如一种情况出现后，负向思维出现的同时，去想它的相反思维是什么；还可以通过行动的方法，证明事情并没有想象的那么坏那么糟。

六、重视药物而轻视行动

很多抑郁症患者都说："只要把症状消除了就可以正常工作、学习、生活了，症状没有消除就无法正常生活。"所以一些人对于药物治疗寄予很高的期望，而对医生建议其带着症状进行有建设性意义的行动，去上班、干家务，恢复以往的生活，患者往往多以各种理由不肯去实践，强调说："实在是太痛苦了、太难受了，什么也干不了了，电视都不想看了。"在这种情况下让患者按照医生的指导去行动确实很难，最好能够找到充足的理由，有了理由，让患者行动就容易多了。理由可以从患者的检查结果、生活习惯、体质情况等方面入手。比如对于一个经常头痛的患者，了解到他喜欢打麻将、看书、打游戏，则告诉他这种长期身体不动、精神高度集中的习惯，当然会体力容易减退，头颈部肌肉容易过度紧张、僵硬，精神容易疲劳，到了这个程度不良习惯仍然不改变，那么头胀头痛就容易出现。要想改善，就应该先改变这种身体不动的生活状态，加强身体运动，改善肌肉紧张僵硬的状态，头痛自然容易缓解，这样患者就相对容易接受医生让其运动的建议。对于腹胀的患者，告诉他应该晚饭后到外面去散步，向其说明饭后散步便于消化，是治疗腹胀的有效方法。用一些简单易行的方法去指导患者，往往能够比较容易达到使其实践于行动的目的，只要患者坚持有建设性意义的行动，就会逐渐从这些行动中体验到行动带来的快乐，进一步理解行动的意义。

七、医源性因素

传统的生物医学模式使人们建立了一种思维模式，即患病了就需要到医院接受药物、手术等治疗，因此即使是患了抑郁症这样的心理疾病，患者和家属总是谋求特效药物，寄希望于药物。非心理科医生容易忽视心理治疗，患者更想不到去心理科谋求心理治疗，想不到治疗抑郁症也需要改善心理社会因素。上面提到抑郁症的发生、发展与多种心理社会因素相关，如果这些因素不能得到有效调节，那么一方面可能不得不逐渐增加药物剂量或种类，否则就控制不住症状，另一方面一停药就很容易复发，这是抑郁症治疗中普遍容易遇到的现象。改变这种情况一方面需要广泛宣传生物 - 心理 - 社会医学模式在抑郁症发生发展中的作用，让患者都广泛了解疾病的发生、发展不仅仅与生物学因素（如遗传、脑实质改变等）有关，也与心理社会因素密切关联，使患者主动为调整心理社会因素而行动，成为治疗疾病的主体角色；另一方面医生要纠正单纯生物医学模式的治疗方式，即不能单纯依靠药物治疗，这种医学模式本身就影响抑郁症治疗效果，而是要考虑增加心理治疗、生活习惯改善等方法。

八、顽固地围绕死的恐怖在行动

抑郁症患者会有很多"怕"，因此围着这些"怕"在做事，围绕死的恐怖在安排自己的各种行动。由于不同的患者所怕的对象不同，围绕死的恐怖所进行的行动方式也有所不同，如有人特别在意别人对自己的负面评价，有人特别怕得病，有人十分怕说错话。其实这些对于正常人来说，也并不是一点也不害怕的，就是说害怕得病、怕说错话、怕评价过低本身并不是主要问题，关键是害怕的时候应该怎么做，做得对不对。做得对就没什么事，做得不对，就可能要为此而付出代价。正常人怕病就是希望健康，既然这样就经常锻炼身体，注意营养平衡，经常参加有益活动，不断学会调节情绪，保持和促进身心健康；正常人怕没面子、怕别人瞧不起就努力工作、学习、助人为乐，以获得别人的好评，也就有了面子，也就被别人瞧得起了；怕贫穷就去拼命工作、赚钱。而如果怕什么就围绕着这些"怕"的内容转来转去，比如怕被人瞧不起就不愿与人交往；怕得病就反反复复检查身体，过分关注躯体变化，甚至不愿去上班、上学等。围绕着"怕"去做事的结果不但起不到防卫作用，还会使自己陷入更加害怕的境地，这份痛苦，就是为怕了以后还做错事而付出的代价。

怎样才能使自己不围绕死的恐怖来做事呢？首先要懂得死的恐怖是人人都有的防卫本能，它与生的欲望具有同样意义。例如怕得病、怕死就是想健康地活着；在乎别人评价、怕被人看不起就是特别希望自己有能力、有出息而被别人尊敬、崇拜、看得起。围绕生的欲望与围绕死的恐怖的行为模式有所不同，前者是注意怎样健康和快乐的生活，注意饮食、运动，兴趣广泛，努力工作，与人为善；而后者表现为不愿见人以减少被别人说闲话，或不想上班、上学，或总是怀疑自己有病，总是怕这怕那等。围绕着死的恐怖而行动是消极的防卫，而围绕生的欲望而行动才是有建设性意义的行动，是积极的防卫行动。既可以保护个体，又可以使人活得健康、愉快、有意义。如果懂得了这个道理，就等于知道了通向健康、愉快生活的道路，而沿着这条路走下去，自己的理想就会容易实现。

九、不停地围着症状或烦恼转

有些症状例如胡思乱想、焦虑不安、恐惧、心情不好等情绪症状是错误行动、错误判断的结果，烦恼也是一样，出现这些令人不快的结果，解决时要解决它们的原因，而对原因视而不见、单靠自己的意志去改变这些结果是很难的，甚至是做不到的。我们去改变导致上述结果的原因，是可以避免其结果再次发生的。比如把我们的生活安排得非常充实，则会减少胡思乱想；我们做事准备得很充分，就会减少焦虑；我们的身体锻炼得很强壮、能力强大就会减少恐惧。生活中大多数事情一旦发生了，其结果是无法改变的，比如亲人去世、交通事故，是不能靠自我力量控制和改变的，那么还拼命地想自我控制，或拼命后悔、沮丧是无济于事的，结果反而会发动精神交互作用，越搞越糟，越糟越不甘心，形成恶性循环，本来想排除症状和烦恼，反而使症状和烦恼更加严重，成为症状比较难治的因素。

那么怎么做才最好呢？最好的办法就是先放下这些症状或烦恼，放弃对这些症状的排斥，这等于间接地接纳症状、接受事实，对这些症状不加任何干预，而是让它顺其自然，此时去做自己应该做的事，在做事的过程中这些症状就会逐渐减轻乃至消失。然而放下症状和烦恼并不那么简单和容易，胡思乱想会不由自主地闯入脑海。失恋的人会不由自主地回想昔日恋人的音容笑貌，想起其说过的每一句话，做过的每一件事，去过的每一个地方，甚至还会去到这些地方重游故地。这就不是放下，不是接纳。真正的放下和接纳是不管脑子里怎样胡思乱想，你不是去排斥它，而是不管它来不来，也不是按照胡思乱想去做事，而是努力做好眼前最该做的每一件事情，并且是具有建设性意义的事情，比如工作、家务、锻炼身体、与朋友交流等。通过具有建设性意义的行动，改变注意和精神能量的运行方向，使之向着生的欲望的方向运行，随后生的欲望被逐步实现，而死的恐怖得不到相应能量支持，对它的感觉自然渐渐减少，慢慢就不在意了。

十、想获得却不肯付出

一种情况是过去由于父母或老师或者自己对自己的要求过高，虽拼命努力也一直难以实现、难以满足，久而久之就对原有的目标、欲望失去了信心，变得再也不愿努力，不愿为理想、愿望而行动、而追求，行动上表现出不求上进、无欲无求、悲观的状态。另一种情况是迫切想治好自己的病，想受人尊重，想获得健康身体，想得到好成绩，想过好生活，想考上好大学，想找到好工作，想娶到漂亮媳妇，就是说有很高的欲望。这些都是想获得，是正常的欲望。但有病还怕服药、怕药物副作用，不愿按照医生的建议去安排自己的生活和做有建设性意义的事情，不愿意去尊重、关心、照顾别人，不愿改变自己以往的不良习惯，不愿锻炼身体，还经常发脾气，不愿努力学习、工作等，为满足欲望而需要做的事都不去做，这都是不愿付出。不愿付出当然得不到自己想要的结果，就实现不了自己的愿望，这样的结果导致失落、沮丧、难过在所难免。就是说虽然欲望很高，但是为实现愿望而付出的行动很少，甚至把精神能量都用到了与自己的愿望或目标完全没有关系的事情上，比如整天打游戏、玩麻将、玩牌等；还有些人付出了，也努力了，可是没有得到想要的结果马上就灰心。其实任何我们期望得到的结果都是有一定高度的，你付出的努力没有达到这个标准，得不到也是容易理解的，有时你虽然很努力，但是别人更努力，你的努力没有超过别人，就无法实现自己的理想。懂得了这些道理，不断为自己想要获得的目标而付出，而努力行动、做事，有益于改善情绪本位和感觉本位，有益于按照目的本位而行动，也就对治疗抑郁症有一定意义。

十一、为所欲为

有些人由于自幼就养成想干什么就干什么的习惯，不让干就不罢休，久而久之就成了为所欲为了。一旦患了抑郁症，患者需要配合治疗，比如需要去吃药、去运动，恰巧这些是患者不想干的，就会不管怎样都不愿意去配合。而有些事情是不能做的，做了对治疗是不利的，但是不管结果怎样就要去做。比如整日卧床、玩游戏、在电脑上查与疾病相关资料、大量喝酒等对身体不好，可还是去做，这样的结果对治疗阻碍极大。一个正常人是需要做到想归想、做归做的，即有些事想了可以做，有些事情是想了也不能做的。比如想吃馒头了，可以去吃；想工作可以去工作；但是有时突然想到要体验一下吃河豚的滋味，但那容易中毒，吃了很危险，想了也不能做；看到人家的高级轿车停在路旁，想开这台车兜一圈，可是没经过车主的同意把车开走就是犯罪，想了也不能去做。有些人只要什么事想了就要去做，理由是不做就难过、感觉很不好，于是就做了，就是说行动受感觉左右。比如想每天躺着就躺着，想晚上吃完饭就睡那就吃完就睡。早上不想吃饭就不吃饭，想早上一直睡到中午 12 点就一直睡到 12 点，想发脾气就发脾气，这就是为所欲为，是情绪本位并一直走向了极端，其结果是给抑郁症状增加动力，使其难以改善。让患者懂得这个道理，从现在起学会做到"想归想，做归做"，是改变为所欲为的第一步。有些人可能没有那么容易改变，需要反复多次指导，一旦做到"想归想，做归做"，并因此改善自己的行动，从而改善了抑郁症状，就会愿意自觉地改善为所欲为的行为模式了。

第六节　森田疗法与生物－心理－社会医学模式

生物医学在医学史上为人类的健康、人类与疾病的斗争做出了巨大贡献。近几百年来生物医学模式已在人们思想中扎根。即使是现在，生物医学模式的医学教育仍是被重视的主流医学教育模式。受此教育的医护人员在医疗实践活动中，总是从人的生物学特性上认识健康、认识疾病，在诊治疾病时，总是试图在器官、细胞或分子上寻找病理变化，以确定疾病诊断，查到了病灶、血液生化改变、心电和脑电变化等视为有病，用手术、药物、理疗等方法治疗疾病。查不到病灶、血液生化改变、心电和脑电改变等则视为无病，这就忽视了心理社会因素在疾病发生发展中的作用。

目前的抑郁症治疗，很多医生仍然重视生物医学模式，即一旦确定抑郁症诊断，就应用抗抑郁药物为主的药物治疗。理论上这是合理的。效果不好就增加药量或合并用药，应用电休克、物理治疗等。即使这样，有效率和治愈率还是有限，说明单纯生物医学模式对于抑郁症的疗效有一定局限。而森田疗法诞生的年代，尚没有开发出像现在这样有效的精神药物，因此对于精神疾病的治疗极为困难，就是在这种背景下，森田教授更加重视心理社会因素对心理疾病的影响，重视人的性格、行为习惯、生活模式等心理因素对疾病发生、发展的影响。精神药物出现以后，森田疗法不排斥药物治疗，把精神药物治疗与以往的心理治疗方法有机结合，取得了令人瞩目的治疗成绩，提示了森田疗法的治疗模式更符合疾病的医疗需要。

美国罗切斯特大学医学院精神病学和内科学教授恩格尔（Engel）1977 年在

国际著名的《科学》杂志上发表了题为《需要新的医学模式——对生物医学的挑战》的论文，指出了现代生物医学只关注致病的生物学因素，而忽视社会、心理因素在发病中的作用，这个模式不能解释和解决所有的医学问题。为此他提出了一个新的医学模式，即生物 - 心理 - 社会医学模式。这种医学模式在注重生物因素的同时，也重视患者生活环境、行为习惯、生活模式在疾病发生发展中的作用。医学模式的转换在医学史上是一个新的里程碑，对于人类医疗事业发展做出了巨大贡献。新的生物 - 心理 - 社会医学模式与森田疗法的医疗治疗模式不谋而合，学习运用森田疗法，对于临床医生顺应医学发展需要，把单纯生物医学模式转变为生物 - 心理 - 社会医学模式（图 5-2），从而提高医疗技术水平具有很大帮助。仅仅是做到这一点，那么看待疾病的视野就会扩大，解决问题的角度就会增多，以往难以解决的疾病可能就会得到解决。有时我们的欲望太高，个人的能力又有限，那么适当降低欲望、降低目标不失为一种明智的选择，就是说可以理解为把目标分解实现，一个很高的目标分解为 2 ~ 3 个阶段实现，虽然有些慢，但是比较现实，容易完成又不至于使自己出现问题。

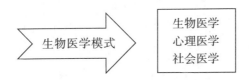

图 5-2　单纯生物医学模式向生物 - 心理 - 社会医学模式的转化

第六章 抑郁症森田疗法实践

第一节 受容低下型抑郁症

例1 李女士，53岁，家庭主妇

【相关病史】

李女士寡言、少动、心情不好15年。长相一般，但家境比较富裕，而丈夫英俊却家境比较贫穷。结婚以后通过娘家资金支持和夫妻多年努力打拼，他们自办的企业蒸蒸日上，过上丰衣足食的生活。患者十几年前发现丈夫外遇，十分痛苦，无法接受，想到离婚，觉得好不容易拼下的家业就这样散了也确实可惜，一直下不了离婚的决心，但是，原谅他又觉得咽不下这口气。于是患者终日闷闷不乐，不论遇到什么开心事也高兴不起来，不能继续工作，没办法做家务，沉默寡言，每天多数时间躺在床上，晚上却失眠，白天昏昏沉沉，依赖丈夫照顾，还特别好生气，一生气就提当年丈夫外遇的事，发泄对丈夫的怨恨，丈夫休息日如果不在家就要不断打电话询问丈夫在哪里，让他快点回家，回家也很少与其说话，不与丈夫同睡一间房。患者反复到本市及外地多家医院求治，查体、实验室检查、影像学检查均无异常。诊断为抑郁症，长期大剂量服用各种抗抑郁药物治疗，服药效果不佳，停药后症状就更严重，因此在丈夫陪同下来诊。

【精神检查】

意识清，接触被动，话少，表情忧郁，情绪低沉，活动少，社会功能减退。

【诊断】

抑郁症。

【药物治疗】

舍曲林，早上、中午饭后各50 mg口服，5天后早上100 mg口服。

【首次森田疗法治疗】

医生：关于你的病诊断为抑郁症，应该没有异议了吧。这么多年来你反复到多家医院求治，治疗效果不理想，你总结过吗？原因是什么你知道吗？

李女士：不知道，是吃的药不对吗？

医生：是因为你一直放不下心中的"石头"。你丈夫多年前有一次出轨，这件事就像石头一样总是沉重地压在心里，你总是想治疗心情不好的症状，却忽视了心里这块"石头"，才导致了你这个病迟迟治不好。

李女士：这一点我不这么认为，其实我早就忘了这件事了。

医生：你不仅没有忘，而且一直对此耿耿于怀，十分排斥这件事。十几年都不和丈夫同睡一室，很少与他说话，动不动就提这件不愉快的事，都是你放不下这件事的具体表现。

李女士：这样的事谁愿意接受呀。

医生：不愿意接受并没有错呀，但是你不接受，这件事不还是发生了吗？发生过的事已经改变不了了，对于已经改变不了的事，你不接受但可以放下呀。放不下这件事，它在你心里就变成了沉重的"石头"，不是吗？

李女士：也是。

医生：既然事情已经过去了，而且已经是改变不了的事了，那么最好的应对方法是什么？

李女士：不知道。

医生：刚才说过了，就是放下。

李女士：我为什么要放下呢？怎么才叫放下了呢？放下了会怎么样呢？

医生：因为你不愿意再这样痛苦下去了，你想尽快治好病就得放下这件已经过了这么多年的事。一个人即使是犯罪了，这个罪也不至于判这么多年吧。放下这件事，恢复以往的生活，就是让你尽快从这个"泥潭"里走出来的一个最佳方法。虽然你对丈夫有意见，虽然你不满意他做的那件事，但是那已经是发生过的事了，而且是已经过去多年的事了，恨也不能无限期地一直恨下去呀。你放不下这件往事对你不但没有好处，反而对你负面影响非常大。既然你到处求治，说明你不想这么继续痛苦下去，那就把影响治愈的一切不利因素包括这件事全部放下。至于怎样才能放下，就是尽管还会想到那件事，想到了还会生气，但是该怎样与丈夫说话就怎样说话，该一起吃饭就一起吃饭，作为夫妻该睡一张床就睡一张床。虽然开始这样做有些别扭，或者心里还不舒服，但是还是在一个房间、同一张床上睡觉。接下来是过去没有这件事时是怎样生活的，现在还是怎样生活。从部分做到到最后完全做到，持续这样做下去，这就等于部分放下逐渐发展到全部放下这件事。

李女士：我很难做到。

医生：你为什么到处看病，即使花那么多钱都不在乎呢？一定是想尽快治好病。既然你想治好病，就要为此付出一定代价，这种代价不仅包括钱，也包括要做自己不愿做的事，要去配合治疗。所以先把这件事放在一边，你就先从锻炼身体开始做起吧。你这些年一直长期待在家里，身体比以前弱多了，希望你从现在开始每天吃完晚饭以后出去散步，最少 1 小时左右，这个时间天黑了，可以让丈夫陪你去，这样比较安全，一边走一边聊一聊，但不聊以前那件事。

李女士：这样做我的病就能好了吗？

医生：这样做你的病也不是一下子就好了，而是就有希望可以逐渐好起来。疾病从不好到好一定是需要一个过程的，在这个过程中需要你配合医生治疗，不仅要按照医生的指导用药，还要按照医生指导的方法去做事。

李女士：那我先试试吧。

【2 周后复诊】

医生：这两周情况怎样？

李女士：还是会睡眠不好、多梦、白天没精神。

医生：和以前比呢？

李女士：那还是好些了。

医生：那说明有进步呀，你白天睡了吗？

李女士：没怎么睡，睡不着，不过躺着时间还是挺多，没力气。

医生：晚上几点上床睡觉？早上几点起床？

李女士：晚上 8—9 点上床，早上 6—7 点起床。不过上床也睡不着。

医生：每天睡眠时间保证 6～8 小时即可，所以你在床上的时间还是太多，晚上 8—9 点睡不着很正常。那从现在起晚上 10 点多觉得困了再上床，早上 6 点多起床就可以。中午如果困，可以睡半小时。如果中午睡了，晚上 10 点睡不着也不要着急，因为白天睡了。

李女士：这样能睡好吗？

医生：其实你在床上时间挺长，睡眠时间也不少，但是睡眠质量不高，你把睡眠时间稍微缩短一点，质量会提高。开始不习惯，过些天就习惯了。

李女士：好的。

医生：让你每天晚饭后和丈夫去散散步、聊聊天，做到了吗？

李女士：一共去了七八回，和丈夫说话比原来多了点。每天做事的时间多了，扫地、擦桌子、用洗衣机洗衣服什么的。

医生：太好了，点赞。我发现一个问题，你刚治疗两周就出现了一定效果，但是不经过别人提醒，你好像看不到这些好的变化，这说明你存在负向思维模式，对不好的方面看得很清楚，对好的方面容易视而不见，或者感觉不大。这个倾向使你一旦遇到负面的事物就容易陷入困境、烦恼之中。

李女士：我是有点这样，那怎么办呢？

医生：世界上无论人还是物一定有其优点也有缺点，从现在起要学习去看人和物的优点，比如练习看自己、丈夫、孩子和其他人以及事物的优点或长处。

李女士：我试试。

【4周后复诊】

医生：这些天你的情况怎么样了？

李女士：好多了，无论是睡眠、心情，还是身体乏力不想干事等症状都好多了。

医生：你和丈夫的关系怎么样了？

李女士：除了下雨和有事，每天都一起出去散步了，也在一个床睡了，说话什么的也比以前多多了。确实想起来我也是小心眼儿。你的那句话我记住了，就算是犯罪，这件事也不至于判刑这么多年呀，可是以前就是想不开。

医生：每天都锻炼身体，是不是感到有精神多了？

李女士：是呀，这些年家里的企业全靠他了，我现在身体好些了，也可以帮着厂里干点事了。一干事反而胡思乱想少多了，这样一来心情就更好了。

【治疗结果】

患者第4次开始每月来诊1次，3个月后情绪完全改善，躯体不适消失，半年以后舍曲林减至每日50 mg，1年以后舍曲林减至每日25 mg，一直情绪稳定。

【病例讨论】

该患者发病有一定社会背景，认为自己对这个家庭做出巨大贡献，认为丈夫的成功是自己及娘家支持的结果，忽略了丈夫的努力和奋斗的方面，她万万没有想到丈夫会做出这样出格的事情。而一旦出了这种事情，她又不会应对，既不愿离婚，又不能接受，更不能宽容，还不能放下此事。长期以来分居、不与丈夫说话，动不动就以这件事为由向丈夫发脾气，都是对丈夫行为的排斥和放不下（受容低下），这是她永远打不开的心结，是烦恼的源泉，是治愈困难的主要因素。因此没有心思干家务，不能工作（社会功能减退），总是念念不忘这段旧事（注意固着），越想越气，越想越不能原谅丈夫（精神交互作用），认为自己的一身病是丈夫气的（思想矛盾；其实不仅如此，还与自己对于已经不能改变的事总是放不下，因此吃不好、睡不香有关），以至于这种负性情绪不断得到负向精神能量的支持，不断加强，即使使用多种抗抑郁药物，也难以治愈。患者的主要症状是情绪低落、躯体不适，但是还存在被束缚状态（在完善欲过强的基础上存在受容性低下、精神交互作用、思想矛盾、注意固着、身体社会功能低下的一种状态），这是以往没有引起注意的症候群，这也是以往单纯抗抑郁药物治疗效果欠佳的原因之一。本次治疗，从打破被束缚、提高受容性入手，首先让患者了解到放下对这件事的重要性，从最简单的夫妻一起散步开始做起，改变行动方式，做到了这一步，就等于减少了对以往事情的排斥，提高了一点受容性；打开了这个突破口以后，继续增加活动内容和范围，正向精神能量增加就等于负向精神能量减少，这样就等于减少了负向精神能量对负性情绪和行动的支持，病情顺利地向好的方向发展。开始阶段，患者还不能主动、全面地按照医生指导去做，但是毕竟是做了一些，医生就表扬进步的方面，对不足的方面没有批评，而是指出怎样改善负向思维，怎样改善不良睡眠习惯，怎样改变不能干活的状态，通过做些家务和家庭内外活动的增多，使注意固着在十几年前那个负性事件的状态得以改善，胡思乱想减少，越想越气的精神交互作用被打破，身体社会功能提高，夫妻交流的增加，受容性进一步提高，负的精神能量进一步减少，正的精神能量增加，加上抗抑郁药物舍曲林的作用，情绪不断改善，最终使抑郁症状改善，社会功能恢复。

例2　张女士，34岁，独生女，护士

【相关病史】

张女士少言、不出门、心情不好10年。性格内向，12年前护士学校毕业后就职于某大医院，经人介绍恋爱，相处2年后决定结婚。结婚证已经领了，结婚日期和酒席已经定了，请帖都发出去了，不知什么原因未婚夫突然提出分手，并从此失去联系。张女士为此一蹶不振，不去上班，不干家务，整天愁眉苦脸、闷闷不乐，不再找对象，不与外人接触，在家也很少说话。在某精神病院诊断为抑郁症，先后住院2次，换过多种抗抑郁药物，一直在母亲的监督下长期服药，情

绪却未明显改善，不能上班，不做家务，不与人交流，如果断药就会病情加重。1 年半前在家人的督促下来诊，可是医生给她开了心理测验以后没有做就回去了。10 个月前自己感到实在太痛苦，主动要求来诊，述：失眠，头晕，浑身无力，不想动，吃不下饭，有轻生念头。

【体格检查】

无异常。

【实验室检查】

无异常。

【精神检查】

意识清，素颜，着装打扮比实际年龄显老很多，表情忧郁，话少，语音低，情绪低沉，少动，轻生念头，基本不做家务。个人卫生自己料理。

【量表检查】

SDS 重度抑郁；SCL-90 抑郁、强迫重度，其余中度；EPQ 神经质、精神质。

【诊断】

抑郁症。

【药物治疗】

舍曲林每天早饭后 100 mg 口服，米氮平每晚 15 mg 口服。

【首次森田疗法治疗】

医生：你失眠很严重是吧？

张女士：根本就睡不着。

医生：你白天都干些什么事呢？怎么过的？

张女士：晚上睡不着，白天迷迷糊糊的，一直在床上躺着，一点劲都没有。

医生：你白天躺一天了，等于休息一整天了，到晚上还能睡得着吗？睡不着也不奇怪呀。

张女士：躺着也没睡着。

医生：如果你希望治好，就必须要配合医生治疗。

张女士：怎么配合？

医生：白天既然睡不着，就起床活动活动。

张女士：实在走不动，也吃不下饭。

医生：吃不下饭一定会没力气，没有食欲我可以理解，但你要知道的是，不是想不想吃，是需要不需要吃。需要吃，那就不管想不想吃也一定要吃。既然药都能够吃下去，饭也一定可以吃下去一点的。可以慢慢地吃，也可以少量多餐，并且每天喝足够的水，就是最少五六杯水。只要保持足够的饮食，就有了有力气的基础。

张女士：好吧，可是吃了饭还是没力气怎么办？

医生：你知道从没有力气变成非常有力气是怎么变成的吗？

张女士：不知道。吃什么特殊保健品吗？

医生：你说马拉松世界冠军是怎么当上的呢？是每天躺着就越来越有劲，就可以当上马拉松冠军了吗？

张女士：好像没那么容易吧。

医生：是每天都刻苦地训练，比别人更吃苦、更卖力气，每天都反复地跑步，才会越来越有力气的。

张女士：我不一样，我走不动呀。

医生：走不动我能理解，可是走 10 分钟，总可以做到吧，那就走 10 分钟，休息一会儿再走 10 分钟，看看一天能走几个 10 分钟。只要你做了，就会发现你能走的时间逐渐变长了。等你走 1 小时才累的时候，其实别人走这么多路也累了，说明你已经恢复得和一般正常人差不多了。

张女士：那我的病怎么办？

医生：你的病交给医生，医生根据你的病情给你吃药，而你按照医生说的去做，去配合医生，病才可以好得快些。

张女士：好的。

【2 周后复诊】

张女士：我按照你说的去做了，可还是浑身没劲，还是吃不下去饭，还是睡不好。

医生：你说的我知道了，就是说你的失眠、身体乏力、食欲不好一点都没有改善吗？

张女士：不是，吃饭和睡眠好了一点，力气也多了一点。可是还是不行啊，医生，我什么时候能好呢？

医生：病不可能一下子就好，抗抑郁药物的起效时间一般是 2 周左右。你刚 2 周就已经有一点效果了，说明起效还是挺快的，也说明你按照医生指导的去做了。你一天走了几个 10 分钟？

张女士：我走了两三个 10 分钟，可是没有每天去，也就去了几次吧。

医生：做了就比没做强。剩下的时间干什么了？白天还是躺着？

张女士：走不动，太累了，就想躺着。

医生：你认为现在花20元钱可以买一辆汽车吗？

张女士：不可能，20元钱买自行车都买不到。

医生：你虽然也走了，可是没有每天坚持，而且走的时间比较短，没有循序渐进，就是说你为了治好病还没有足够的付出，当然不能收获到足够的效果啦，就像20元钱买不到汽车一样。

张女士：哎呀，这个病怎么这么难治，什么时候才能好啊？

医生：你已经患病这么多年了，想不费力气一下子就治好，确实没那么容易。这不仅需要医生治疗，也需要你的努力。第一步就是不能白天整天躺在床上，每天作息时间要有规律，晚上10点上床，早上6点左右起床，白天多到外面走走，还要做点力所能及的事。

张女士：我尽量做吧。

【4周后复诊】

医生：这些天你的情况怎样了？

张女士：睡眠好多了，也有点劲儿了，吃饭也好些了。不过还是不行，怎么也不能全好。

医生：你今年34岁了吧，还是单身一个人吗？10年前那次婚姻失败以后，没有再次恋爱了吗？

张女士：好多次别人给我介绍对象，我一点兴趣都没有，基本都没看。有时父母逼着我去看，我也是应付一下，根本没有心思去谈。

医生：你对前男友还抱有幻想吗？

张女士：怎么可能呢？他就是来求我，我也不会再嫁给他了，不可能了。

医生：那你为什么对恋爱再也没有兴趣了呢？为什么不能上班了？为什么不能做家务，什么事也不想做了呢？这些都提示你没有放下那件失恋的事情，仍然对此事耿耿于怀。这可能是你这些年来抑郁情绪一直没有被治好的重要因素吧。

张女士：我也不想再去想这件事了，可是就是忘不了。别人一给我介绍对象，我就不由自主地与他比较，总觉得这不如他，那不如他，可是我也不是还想着和他好啊，他可把我害苦了。

医生：其实这就是放不下这件事的表现。不管你是想治好病，还是想找个帅哥结婚，放下这件已经不可能改变的事，是最重要的，否则没办法彻底治好你的病。

张女士：怎么才能真正地放下呢？

医生：就是虽然脑子里还忘不掉过去，忘不了这件事，但是行动上恢复这件事发生以前你原有的生活状态，比如作息时间、家务以及工作等。以前你能做到的，慢慢地去恢复到可以继续做，这是最重要的一步。

张女士：好吧，我试试。

【6 周后复诊】

医生：近来怎么样了？

张女士：还好，有进步（张女士的着装打扮没有什么变化，但是表情上有点开朗起来了）。

医生：你每天在干什么？

张女士：干家务了。

张女士妈妈：（在旁边补充说）这之前已经好多年没有干家务了，现在她能干一些家务了，经常到公园里散步了，白天不再总是躺在床上了。她的变化太大了。

医生：太好了（同时伸出双手的大拇指给予点赞），继续努力。以前你可以做的，这 10 年却不做的，现在继续做起来，治病的事就交给医生。你现在吃的药不比以前多，是吧？可是身体、心理状态都比以前好，是吧？

张女士、张女士妈妈：（一起点头）是的。

【治疗结果】

患者 8 周以后每月复诊 1 次，逐渐已经能够完全承担家务，每天坚持散步、跳广场舞，逐渐注意着装打扮了。半年以后上班了，虽然不能值夜班，但毕竟恢复了工作，也不再抵抗找对象的事了，而且认真对待这件事了。以往的躯体不适、情绪低沉症状消失。半年以后米氮平减至每晚 7.5 mg，舍曲林每早 50 mg 口服。一直坚持每月来 1 次门诊。

【病例讨论】

张女士由于受到失恋的打击，精神一蹶不振。但与其说张女士受到精神打击，不如说她一直无法接受和放下未婚夫以这样方式退婚的事实（受容性低下）。这是她最大的心结，是痛苦的根源。她一直对此耿耿于怀，无法释怀，控制不住地去回想、去纠结（注意固着）。这在刚失恋时往往还是可以理解的，也许在这种应激因素下，初期阶段很多人都可能会出现类似的反应。不同的是多数人随着时间的流逝，这种反应慢慢就会淡化，并逐渐消失，而张女士不仅没有随着时间的流逝使上述症状消失，反而逐渐加重，从此不再恋爱，更不打算结婚。这都是对这件事的排斥，越是这样就越是受到来自父母和亲友的催促和埋怨，她就越是心情沮丧（精神交互作用）。各种药物治疗无法改变退婚的事给自己带来的打击和受容低下，她每天无所事事，所以作息时间打乱，早上睡到11点多起床，白天整天躺在床上心事重重，晚上很早就上床，却睡不着，越想睡越睡不着，失眠逐渐加重，躯体不适症状越来越多。由于过度伤心，无心工作、无心做家务、无心与人交流，认为自己的精神崩溃了，自己和家人都认为自己的病情很严重，需要休息（思想矛盾），所以一直不上班、不能做家务、不与人交往（身体社会功能低下）。这种对于无法改变的事实不能坦然面对和接受的状态，不断聚集负的精神能量，使本该短时间就可以过去的沮丧状态变成了长期的抑郁状态，严重影响了社会功能。这种少动的状态加重注意固着于负面情绪，进一步加重脑子里无法摆脱这件负性事件的症状。本治疗一开始面对的问题是解决患者的受容性问题。这就需要她行动起来，一旦活动多了，就会减少内心对这件事的排斥和纠结，而张女士保持目前的生活方式已经10年了，轻易难以改变，而她苦于失眠和躯体不适，改变这些症状需要她的配合。为了消除失眠和躯体不适，她愿意配合医生治疗，于是以此为突破口，在口服药物以外改变张女士的生活状态。经过2次以上的指导，张女士的行动有所改变，逐渐可以做家务，身体活动量逐渐增加，注意逐渐转向生活、身体活动方面，注意固着逐渐得到改善，切断了注意与症状之间的精神交互作用。随着各种活动的增加，张女士对失恋的排斥减少，受容性得到提高。这种良性循环也改变了思想矛盾，改善了被束缚状态，带来的治疗效果也不断显现，这时医患的信赖关系已经建立，医生指出放下以往不能改变的事和进一步改善社会功能的重要性，使其逐步恢复社会功能，同时进一步提高了受容性，打破了被束缚状态，最终社会功能恢复，10余年没有治愈的抑郁情绪得到明显改善。

例3　王女士，29岁，销售员

【相关病史】

王女士23岁时恋爱，十分喜爱初恋对象，却常常对他哪怕一点点的缺点都不能忍受，对其做事总是吹毛求疵，比如对象送的礼物不是自己最想要的，说的话不是最想听的，嫌对方不了解自己、不够爱自己，斤斤计较，吵吵闹闹，经常嚷着要分手。可是当对象受不了她的挑剔而与她真的分手以后，又无法接受这一事实，整天愁眉苦脸、心灰意冷、脾气暴躁，持续 1 年，不愿上班。到某医院心理科就诊，诊断为抑郁症。帕罗西汀每日 2 片治疗 2 个月，仍然一直间断不开心，断药。生活不顺畅时，胡思乱想加重，头痛，失眠，不想干事，不愿意再找对象，对谈恋爱有恐惧感，怕再失败，家里人越催婚，心里越不舒服，就越反感谈恋爱，找心理咨询师咨询过 2 次。虽然还在工作，却经常以感冒等理由请假休息，一点小事就与同事或家人吵架。1 年前在家人的逼迫下勉强再次谈恋爱，没有几天就与对象分手，心情不愉快，想到过死。思虑多，没有安全感，易紧张、焦虑，经常头痛，食欲差，睡眠表浅，经常半夜醒来，半年前来诊。

【体格检查】

无异常。

【影像学检查】

脑电图、头部 CT 检查无异常。

【量表检查】

SCL-90 人际关系敏感、抑郁、偏执、精神病性重度，躯体化、恐怖轻度，其余中度；EPQ 神经质。

【精神检查】

意识清，接触可，表情忧郁，语速慢，语音低，情绪低落，乏力，活动少，悲观。

【诊断】

抑郁症。

【药物治疗】

舍曲林早上、中午各 50 mg 口服。

【首次森田疗法治疗】

医生：从心理检测的结果来看，你有神经质性格。就是好追求完美。其实追求完美有好处，但是它也是你患病的重要因素。

王女士：为什么呢？

医生：过分追求完美的问题是对生活中的不完美之处过分在意，而世界上无论人还是事物恰恰都有不完美，总会有这样或那样的缺点或问题，就是说不完美才是正常的。而你总是盯着这些缺点或问题，把正常当异常，就容易忽视其优点，结果导致不满、不愉快，乃至吵架、生气、心情不好、人际关系不好等。这是你患抑郁症的一个重要因素。

王女士：那怎么办呐，我的性格也改不了啊。

医生：性格不容易改，看问题的方法是可以改的。如果你看到别人负面问题的同时，也能更多地看到别人正面的、好的、优点的方面，如果你衡量别人、衡量事物用 80 分，而不是 100 分，那你对人对事的态度就会明显改变。这是扭转过于追求完美的性格带来的弊端的一个好方法。

王女士：（沉默）

医生：就以你初恋失败为例，你既为对象的缺点而烦恼，又为初恋失败而痛苦，其实都是你只看负面而不看正面的负性思维的表现。当初你与对象吵架，几乎你们之间的所有矛盾都是非常小的问题引起的，没有一件是原则性问题，说明你看问题片面，就像我分析你性格时说的那样。可是既然结果是分手了，事情已经过去了，无论你怎么想，无论你是后悔还是怨恨，事情也不会重来，你为什么不能放下它呢？这件事没有成功也许不是一件坏事，不是吗？你们相处这么短的时间就矛盾重重，不断吵架，说明你们性格不合，也许是没有缘分，与其结婚以后矛盾不断加深，最后不得不离婚，还不如早早了结，你还可以重新找到合意之人。

王女士：其实我也有这种想法，可是脑子里总是不由自主地回想起这件事。

医生：不要等脑子里不想这件事了再去做你该做的事，而是从现在起就去做该做的事，绝不能让人感觉你是个懒人。比如去做家务，每天散步、跳广场舞，参加同学聚会，参加各种娱乐活动，上班，让人看到你重新振作起来了。该去找对象就去找，这就是放下过去的事了。如果恋爱又失败了，就等于受到一次训练，没有人天生就会谈恋爱的。

王女士：我总是眼光太高怎么办？

医生：非常能理解你的心情，可是眼光太高可能出现高的不成低的不就，其结果更糟。这个更糟的结果你接不接受？

王女士：（摇摇头）

医生：如果不愿接受，那就要去解决眼光高的问题，有三个方法。一是不断提升自己，把自己的各方面能力和条件提升到一个崭新高度，但是这需要时间，如果达到这个高度需要时间太久，那么会影响你的结婚最佳时间；二是适当降低标准，这个比较容易，马上就可以实现，很多人遇到这种情况都是这样做的，但你很可能不甘心；三是一方面努力奋斗，不断提升自己各方面能力、条件、地位、财富等，另一方面不能强求十全十美，在枝节方面适当降低标准，在主要指标方面把握标准，这样可能更现实，更容易实现。

王女士：好的，谢谢医生。

【2周后复诊】

医生：这两周你的情况怎么样？

王女士：感觉心情好多了，完全按照您说的去做的，每天上班以外，散步、跳广场舞，重新用80分标准去看人看事，重新分析以往的失败。按照您给我指点的角度看问题，感觉真的不一样，起码不再钻牛角尖了。

医生：对象的事有什么进展吗？

王女士：还没有进展，不过别人说要给我介绍对象，已经不那么反感了。

【4周后复诊】

医生：这两周又有什么进步吗？

王女士：又有很大进步。头痛、吃不下饭、睡眠时易醒基本没有了，对过去的事也不那么在意了，家里人说话也能听进去了。

医生：每天工作以外干什么了？

王女士：最近在谈对象了，压压马路、聊聊天，假日到处转转。家人都说我变得开朗了。

【治疗结果】

患者以后每月复诊1次，情绪改善，躯体不适消失。3个月以后舍曲林减至每日50 mg。1年后，改为每日25 mg，工作、生活恢复正常。

【病例讨论】

该患者具有明显的神经质性格，恋爱受挫也与性格有一定关联。患者总是无法接受对象的一点点缺点（受容性低下），经常指责对象，因此经常发生矛盾，即使恋爱失败也认为是对方单方面的原因（思想矛盾），不能总结出失败真正的原因。她的神经质性格、负向思维模式、承受失败的能力低下是她恋爱失败的重要原因；失恋以后，不愿接受这一事实，放不下此事，对失恋一直耿耿于怀，不愿找对象，不愿与男性来往（受容性低下），是治疗困难的重要因素。医生指导其寻找自己的原因，改善自己的生活态度和对人对事的认识角度，指导其多从事一些身体活动，重新去面对恋爱，重新面对生活、人际关系，改善自己失恋以后的生活态度、生活方式。这些事做得多了，那么对失恋一事的排斥就少了，从而促使她放下对失恋一事的烦恼（提高受容性），打破了被束缚状态，这是成功从失恋阴影中走出来的关键一步。同时在抗抑郁药物舍曲林的帮助下抑郁症状也很快得到改善，社会功能得到恢复。

第二节 思想矛盾型抑郁症

例1 小肖，女，16岁，高一学生

【相关病史】

小肖学习压力大，自暴自弃，不想学习，睡眠差1月余。初中期间学习成绩一直在班级前10名。考上重点高中以后考试成绩排在班里20～30名，认为自己成绩下降、老师教学方法不好、自己不能适应高中学习、高中课程太难、周围人太优秀等。所以近半年来感到学习压力大，成绩总是达不到自己的预期，间断出现自暴自弃，与以往努力学习的状态截然相反，不想学习，只知道玩游戏，整日不开心，家人不说就玩个不停，如果批评她就生气，有时找理由几天不去上学。自觉生无可恋、活着没有意思，在左手臂上有多处浅刀痕，怕疼而不敢使劲割，睡眠差，多梦，缺乏自信。1个月前到某精神病院就诊，体格检查、实验室检查、影像学检查无异常，诊断为抑郁症。舍曲林逐渐加到每天100 mg，疏肝解郁胶囊每天4粒，效果欠佳，故来就诊。

【体格检查】

心肺听诊无异常，神经系统无阳性体征。

【精神检查】

意识清，话少，语音低，情绪低沉，自伤行为。

【量表检查】

SCL-90躯体化、强迫、人际关系敏感、抑郁、焦虑、敌对、恐怖、偏执、精神病性中度；SAS轻度焦虑；SDS中度抑郁；EPQ精神质、神经质。

【诊断】

抑郁发作。

【药物治疗】

舍曲林每日50 mg；疏肝解郁胶囊每日2次，每次2粒。

【首次森田疗法治疗】

医生：听说你原本是一个非常努力和优秀的孩子。

小肖：（面无表情，不语）

医生：你想过没有，如果高考时有两个大学可以供你挑，一个是赫赫有名的名牌大学，但是你在这个名牌大学的考试成绩总是班里最后一名，而另一个是非名牌大学，成绩总是班里前10名，那你挑哪个大学呢？

小肖：肯定挑名牌大学了。

医生：这说明你很聪明，你重视的是名牌大学的名气和今后的前途，而不重视每次在班里的名次。可是你考上的是重点高中而不是普通高中，它们不就相当于名牌大学和非名牌大学的关系吗？

小肖：这个我没有想过，就是想高中课程太难，成绩下降，可能是老师教学方法不好、自己不能适应高中学习造成的。成绩总也上不去，心情越来越压抑、郁闷。

医生：你认为你自己成绩下降，是老师教学方法不好、自己不能适应高中学习、高中课程太难、周围人太优秀等原因造成的，这似乎有一点道理。但是为什么别人学习还好呢？别人怎么就能适应呢？所以不仅是这些因素影响了你，还有其他因素的影响。

小肖：什么因素？

医生：你认为你的学习成绩由初中的前10名，变成高中的第20～30名，是成绩下降了，为此无法接受，越是这样就越没有干劲学习，因此成绩就会真的下降了，导致情绪改变。

小肖：难到名次从前10名降到第20～30名还不是成绩下降吗？

医生：当然不一定是成绩下降。首先初中和高中没有可比性，因为你初中和高中班里不是同一群同学，是不同的两群人，所以就不能放在一起比。就像你初三毕业时身高1.6米，是班里的大个子，而你刚上高中时还是身高1.6米，可是班里多数同学都1.6米以上，那你就不算高了，但这并不是你身高下降了呀。成绩也是一样，这也不一定是你的成绩下降，有可能是别人经过努力成绩上升了。就像你在高速公路开车，有人超了你的车，你看着他的车往前跑，越开越快，就好像自己速度下降了，其实是别人的速度上升了，显得自己的车好像越来越慢，是吧？

小肖：（点头）

医生：同理，刚上高中时的成绩排在20名不是你的成绩比以前初中时下降了，而是各学校尖子生聚集在一起，有些同学本来基础就比你好一些，成绩就排在你前面了，你才会是 20 名。高中的第一学期的期初到期末考试的学习成绩从 20 名到 30 名，也不一定是你的成绩下降了，也许是别人不甘心落后，经过努力成绩上升了。

小肖：（点点头）

医生：生活就像天气，有时晴空万里，有时狂风大作。不能在天气好的时候就得意忘形，也不能因为天气不好就退缩，就不再努力做事，就沮丧，就痛苦。你要把天气好当成生活因我们的努力而对我们的奖励，天气不好当成生活对我们的考验和锻炼。如果这样对待这一切，那么只要你在努力，无论成绩好和坏，我们都能接受。

小肖：（点头表示同意）

医生：还有一点你应该注意，就是你承受压力的能力还比较差。为什么这样说？就是考试成绩只不过是考验学习效果的一个手段，出现一点名次上的波动就导致你这么大、时间这么长的情绪反应，还不能说明你的抗压能力差吗？

小肖：那怎么办呢？

医生：把生活、学习中出现的失败当成什么、怎么去对待很重要。你一定喜欢成功是吧？成功就像一个白马王子或者美女，人人都喜欢，但是你一定要知道，他（她）和失败是亲戚关系。是什么亲戚关系你知道吗？

小肖：失败是成功之母。

医生：就是说失败是成功的妈妈，不是吗？既然你喜欢她儿子就没有讨厌妈妈的道理，对不对？

小肖：（没有说话，低下了头）

医生：如果你真能像我说的这样对待每一次失败，不管是学习方面，还是生活方面的失败，你就不会再出现这样的问题。

小肖：这样我就可以提高抗压能力了吗？

医生：除了正确对待失败以外，还要不断增强体质，经常锻炼身体。只要是课间时间就出去走一大圈，每天 8 堂课，就是 70～80 分钟的活动时间。节假日和晚间自习时间，都要每隔 1 小时就活动 10 分钟身体。如果能定期参加体育活动更好，这样可以提高体质和精力，学习起来就不那么累了，学习效率就会提高。学习的压力不仅来自脑力劳动，还来自身体素质方面，长期身体不活动，会使身体素质下降，学习效率下降，相反多进行身体锻炼可以提高身体素质和抗压能力。

小肖：那我现在有这些症状怎么办呀？

医生：这个交给医生，医生会给你服药治疗，需要你配合的就是刚才医生告诉你的事，正确对待以往的成绩，正确对待每次不如意，正确对待每次失败，不断提高身体素质。

小肖：好的，谢谢医生。

【2周后复诊】

医生：这些天怎么样？

小肖：心情好些了。

医生：每天都干什么了？

小肖：课间时间出去转转，有时间就活动活动身体，节假日出去走走，学习有点精神头了。

医生：对上次的谈话，你有哪些体会呢？

小肖：以前我太在意名次了，所以对于名次的变化特别敏感。从小学到初中我没有低于前10名过，这次一下子考了一个第20名，无论如何都无法接受，没有想起来现在自己是在重点高中而不是小学、初中了，责怪自己成绩下降太多，一下子就泄了气了，越是这样成绩越是上不去，越上不去就越气馁、沮丧。经过医生的开导，我认识到自己以往判断失误，才导致心情越来越不好，失去了上进的动力，现在心里亮堂多了，学习也逐渐能集中专注力了。

医生：继续按照医生指导去做，不仅学习慢慢会好起来，身体也会越来越好。

小肖：好的，谢谢医生。

【治疗结果】

患者以后1个月来诊1次，2个月后完全恢复正常状态，舍曲林减到每日25 mg，疏肝解郁胶囊减到每日2粒，已经维持多半年了，一直情绪稳定，正常上学。

【病例讨论】

小肖同学对学习成绩的排名十分重视。她从小学到初中都是班里前几名，最差也从来没有低于前10名，父母和自己都引以为豪。为了保持班里前10名的成绩，她一直非常努力地学习，所以考上了重点高中。然后到高中以后第一次考试竟然考了第20名，这是自己从未有过的名次，她几乎不敢相信这是自己的成绩，她懊恼、沮丧、气馁，而且一直无法从这个阴影中走出来。但是她忽视了这是重点高中，而不是以往的小学和初中，她认为考出这样名次的原因是课程太难、老师教学方式自己不适应等因素导致的，这是认知方面的问题。从森田疗法的角度来说小肖同学存在思想矛盾，上述认识是有偏差的，是不正确的，因此导致自己情绪沮丧，丧失了学习的动力，越是这样就越没有干劲学习，越没干劲学习，成绩就越上不去，那样心情就更不好（精神交互作用），这样的结果她无法接受，越来越排斥自己的名次（受容性低下），可是情绪低落导致学习动力不足，成绩怎么也上不去，就越来越不想学习，注意不集中，经常借故不去上学（身体社会功能低下），形成了被束缚状态，这种精神病理给抑郁情绪提供了源源不断的负性精神能量。以往虽然应用了舍曲林等抗抑郁药物，但是由于思想矛盾引发的被束缚状态的存在，小肖同学的抑郁情绪难以改善，从而使小肖对治疗失去信心。森田疗法的治疗先从改善思想矛盾入手，改善小肖同学的思想认识上的偏差，改善由于思想矛盾导致的注意高度关注成绩排名不理想和由此带来的羞耻、郁闷、烦恼，指导其多活动身体、多运动，减少对上述负性情绪的关注，这都有益于切断精神交互作用，改善受容性低下。这样一来被束缚状态被改善，即使抗抑郁药物舍曲林剂量减少一半（考虑她才 16 岁），仍然出现情绪明显改善，同时，这种良性循环加快了抑郁情绪的改善。

例 2　赵女士，56 岁，主妇
【相关病史】

赵女士家居上海，住房很小，丈夫在上海工作，家境一般。1 年前丈夫退休，和赵女士商量，自家 60 多平方米的房子可以卖 500 万，退休回到丈夫的家乡花 100 万可以买一个 100 平方米的大房子，还能剩下几百万当养老金。赵女士同意了丈夫想法，卖了上海的房子，来到丈夫的家乡买了房子，与丈夫一起过着不愁吃穿的退休生活。可是她越来越对丈夫家乡的环境不适应、不习惯，和周围邻居不熟悉，每天在家待着没意思，很烦恼，为此后悔离开上海，想回上海，可是原来的房子已经买不回来了，如果回上海生活，没有房子住，租房子也很贵。为此，赵女士每天郁郁寡欢，闷闷不乐，什么也不想干，终日躺在床上。丈夫带她到某医院就诊，诊断为抑郁症，服抗抑郁药物 2 个月，效果不理想，来诊。

【体格检查】

无异常。

【影像学检查】

无异常。

【实验室检查】

无异常。

【量表检查】

SCL-90 强迫、人际关系敏感、抑郁、焦虑中度，其余轻度；EPQ 神经质、内向。

【精神检查】

意识清，接触可，有自知力，无幻觉妄想，语音低，语速慢，情绪低沉，悲观，动作缓慢。

【诊断】

抑郁症。

【药物治疗】

舍曲林早上 50 mg 口服。

【首次森田疗法治疗】

医生：你现在的痛苦我理解了，你现在吃不下，睡不着，心情痛苦，你确实面临一个很大的难题。你认为痛苦都是适应不了现在的生活环境所致，是吧？

赵女士：难道不是吗？

医生：学生考上大学或出国留学，大都是到新地方吧，有几个到那里就不适应而得抑郁症的？我们这里有很多外地人吧，有几个来了以后得抑郁症了？上海也有许多外地人吧，有几个一到上海就得抑郁症了？

赵女士：那我变成这样到底是什么原因呢？

医生：之前你把回到丈夫老家生活这件事想象得太好了，而事实与想象差距太大，使你无法接受这个事实，越是这样就越是后悔，就越是觉得这里不好，恶性循环使你心情不断变坏，这才是主要原因。

赵女士：你说的也有道理，那我应该怎么办呢？

医生：我想问问你，你想当一个比较有钱的人，还是想当一个穷人？

赵女士：谁不想当有钱人呢？哪有人愿意当穷人呢？

医生：你以前住在几十平方米的小房子，丈夫退休金只有几千元，勉强生活，不就算是没钱的人嘛，或者也可以说是比较穷嘛。在上海那样的大城市，如果你们患病，医疗费又高，很快就会变成穷人了是吧？可是你们现在住着大房子，家里有几百万存款，一年的利息都有10万元左右，不是比以前有钱多了吗?

赵女士：也是啊，我承认这是事实。可是到丈夫的家乡住下来以后，感到人生地不熟的，生活一点意思都没有，实在是难熬。

医生：假如你儿子考上北京大学了，你让不让他去?

赵女士：那怎么能不让去呢。

医生：他以前也没有在北京住过呀，那也是人生地不熟啊。其实俗话说得好，一回生，二回熟。慢慢地不就熟悉了嘛。

赵女士：可是环境不熟悉，邻居基本都不认识，也没有什么意思呀，怎么也高兴不起来呀。

医生：环境不熟悉可以慢慢地了解，多转转，多走走，慢慢就熟悉了。人也是通过多交往，慢慢就关系好了，到社区、同乡会去玩，都是人际交往的好方式。能不能高兴起来，不取决于环境熟悉不熟悉，而是你每天都在干什么。每天干着有意思、有意义的事，干成了就满足、高兴，干不成，总结经验，然后克服困难把它干成，不就满足、高兴了吗?

赵女士：也是，我按照你说的方法试试。

【2周后复诊】

赵女士：吃了你开的药，这几天心情好多了。也愿意出去了，也愿意干活了。

医生：这些天怎么过的?

赵女士：这些天老公陪着我去逛公园、商店，把我累坏了，腿都累疼了，可是越来越有精神了。我还去参加了丈夫的老同学聚会，挺高兴的。

医生：你们两口子还可以到周边旅游旅游，转转，既改善心情，又锻炼身体。

赵女士：好的。

【治疗结果】

4周以后，患者每月复诊1次，情绪明显改善，舍曲林逐渐减至每日25 mg，继续服药，安心留在本地生活。

【病例讨论】

该患者看起来是搬家后不适应新环境导致的情绪低沉，其实最主要的是自己原来想象回到丈夫家乡没有什么不好，以前也经常在这里住（把事情想得太好，不接受理想与现实出现的差距是思想矛盾），可是实际上真正在这里生活后，感到这里几乎是一个陌生的地方，在这里什么都那么不如意，因此产生后悔情绪，越后悔心情就越不好，心情越不好就越后悔（精神交互作用）。可这时即使回上海也已经不能回到过去的状态了，现有的钱已经买不回来和过去一样的房子，自己又没有更多的钱买新房子，于是越来越不想待在这里，越来越排斥这里，越来越后悔自己同意回到丈夫家乡生活的决定（受容性低下），却无法改变现状，心情就越不好。她把现在的困境和痛苦的原因归结于不适应环境，以为回上海就会好了（这是新的认知偏差、思想矛盾，其实即使回上海的老环境，也回不到原来的状态，她还是照样走不出困境），但并不自知，一直发愣，满脑子都是这件事（注意固着），什么也不干（身体社会功能减退）。患者一直围绕留又不想留、回也回不去的事在纠结，总是无法得到满意结果。医生的指导不能再从回不回上海或留不留在这里入手，而是要从改变思想矛盾入手，举出很多事例来否定这次抑郁症发病是她环境不适应造成的这一观点，而且把环境变了有点不适应这件事"正常化"，告诉她对此事没有充分的思想准备，一旦出现不适应的情况没有很好的应对方法，反而产生错误的认识才是此事发生的真正原因。通过纠正其认知，并指出本地的优势，减少其对来此地居住的排斥，这等于接受了很难改变的事实（提高受容性），与此同时改变每天的生活方式（改善注意固着），使她对本地的环境逐渐适应起来，这样很快打破了被束缚状态，药物治疗很快出现效果，使得抑郁症状很快得到改善，而且预后良好。

例3 周女士，47岁，主妇

【相关病史】

周女士半年前参加某次同学聚会，遇到昔日自己暗恋的男生，说了一些心里话。回来后很后悔，感到自己还想着那个男生，这样很对不起丈夫，丈夫知道了一定会生气，一定不会原谅自己的，为此焦虑不安，怕丈夫知道这件事。以后看到丈夫或其他人在笑的时候，觉得好像是在笑话自己，别人在聊天时，会怀疑是不是在议论自己的事。自己也知道其实不至于这样，可是控制不住地总是往坏处想，沮丧，懊恼，心情不好，什么也不想干，觉得没脸见人，对不起丈夫，甚至想死，夜间早醒，食欲下降。到某医院就诊，诊断为抑郁症。抗抑郁药物文拉法辛每日150 mg治疗2个月，效果不明显来诊。

【体格检查】

无异常。

【实验室检查】

无异常。

【精神检查】

意识清，接触被动，话少，语言低，情绪低沉，胡思乱想，少动。

【诊断】

抑郁发作。

【药物治疗】

舍曲林 50 mg，每天早上、中午各 1 次，5 天后早上 100 mg 口服。

【首次森田疗法治疗】

医生：你这次患病，最初的原因是由于你在同学聚会的时候对过去暗恋的人说了一些心里话，对吧？这可以理解呀，也没有什么错呀。

周女士：怎么没有错呢？这事我觉得对不起丈夫。

医生：世间判定某人是不是有罪或者有错，不是凭着某人想了什么事甚至想了什么坏事就给他（她）定罪或者定错的，而是凭他（她）做了什么事。你虽然想了一些事，也把想法告诉了你过去暗恋过的人，但是你没有做对不起丈夫的事呀，所以说你没有错。

周女士：我没有错为什么我那么羞愧，觉得好像做了坏事呢？

医生：每一个正常人对没有错的事是不关注的，不去关注的话，这件事慢慢就会淡忘了。而你认为是一件错事，就格外关注，越关注就对这件事越敏感，所以逐渐发展成好像别人都在笑话自己、议论自己的"丑事"，当然心情沮丧。所以这种思想观念不纠正，你的治疗就困难重重。

周女士：就是说我不应该把这件事当回事，是吗？那我总是控制不住地去关注这件事，应该怎么办才能不去关注呢？

医生：你不需要去控制，脑子里虽然还是想这件事，但是你不去做与这件事有关的事，比如不去故意与过去暗恋过的人联系，不去故意关注、分析周围人表情变化，而是努力去做对家庭、丈夫、孩子有益的事情。

周女士：是的，患病以来我也不愿做家务了，也不关心孩子、丈夫了。

医生：你的情绪、睡眠、食欲等方面的问题交给医生处理，医生给你服药以后会逐渐改善这些症状的。刚才我说的事是你配合治疗需要做的事，你做了和没有做其治疗结果是不一样的。

周女士：我实在没精神，也不想做事呀。

医生：以往你治疗效果不好就是由于你没有做像这次我要求你做的事。你不想做就不做，结果治疗效果不好，你接受不接受？我想，你是不愿意接受的，否则你为什么上次治疗效果不好，还要换地方治疗呢？其实你是想治好的。那好，你就要付出一点努力，按医生说的去配合治疗。

周女士：好的，我试试。

【2周后复诊】

医生：这些天你的情况怎么样了？

周女士：心情还是不太好，一点也不想动。

医生：医生要求你做的事你做了吗？

周女士：有时做了。

医生：做了多少？

周女士：上次回去开始几天做了几次饭，收拾屋子，过几天就不愿意做了。

医生：那就要表扬你，不管怎样你还记住了医生的话，做了几天的事。有什么体会吗？

周女士：效果不明显呀。

医生：干什么事都是有一个过程的。上大学需要四五年，打乒乓球从不会到会最少需要几个月，从会打到熟练还需要几年时间，只要你坚持下去，就会成功的。

周女士：好的，我尽量做。

【4周后复诊】

医生：近来情况怎么样？

周女士：（笑呵呵地）这些天我每天做家务、做饭、照顾丈夫孩子了。他们一表扬我，我就更有干劲了，慢慢也不在意那些事了。确实我也没有什么实质性的错误，干嘛那么自责呢？

医生：这件事证明你特别在乎你丈夫，那就珍惜吧，多多地做对家庭、丈夫、孩子有用的事，这就是对得起丈夫的最好方式。

周女士：我知道了。

【治疗结果】

患者以后门诊复诊时间逐渐拉长，1个月就诊1次，各方面越来越好，半年后舍曲林由每日100 mg减至每日50 mg，1年后减至每日25 mg，生活状态、家庭关系良好，完全恢复往常的生活。

【病例讨论】

周女士具有神经质性格，同时多愁善感，对往事一直难以忘怀。只要不影响生活，这也没有什么不对，可是因为同学聚会时她控制不住把内心积压多年的话说了出来，其实只要她没有做什么出格的事，这也不算什么错，可是她耿耿于怀，认为自己这样做（说出内心话）是对不起丈夫（思想矛盾），越想越觉得不对，越来越觉得对不起丈夫，越来越关注这件事，因此对这件事越来越敏感（精神交互作用），心情极其沮丧，觉得包括丈夫在内大家都在笑话自己（其实她并没有说出来，丈夫也不知此事），为此就更沮丧，不接受出现这样的状态（受容低下），慢慢什么也不能干（身体社会功能低下），反复恶性循环，情绪低落、痛苦体验、社会功能低下等症状不断加重。由于没有解决思想矛盾（认知问题），通过精神交互作用，负的精神能量不断增加，所以以往治疗效果欠佳。本次治疗，首先解决认知问题，指导其关注改善家庭关系，鼓励其尽量为家庭的卫生、和谐、幸福、安宁做出贡献。她逐渐这样做了，就等于不那么固执于以往的错误认知了，逐渐地淡化了思想矛盾，切断了精神交互作用，提高了受容性，使关注的焦点转向其他方面，改变了注意控制不住地关注那件自认为的错事，打破了被束缚状态，加上药物的作用，情绪进一步改善，出现良性循环，进而使抑郁症状不断改善，抗抑郁药物减量也没有出现反复。

第三节　欲望过高型抑郁症

例1　郑先生，35岁，中学教师，已婚

【相关病史】

郑先生在学生时代认为学习就是生命，成绩好就开心，不好就不开心，总想考试成绩排在第1名，考不上就灰心得不得了，但不是再继续努力，而是经常玩游戏、下棋，把很多时间用在这些方面。每次考试都对成绩、名次不满意，却从来不在学习上下大工夫，而是纠结为什么自己总是运气不好，不能取得理想的成绩。郑先生在15岁时开始觉得上课时记忆不好，把成绩不理想归结于此。从那时起他开始封闭自己，没主动性，什么也不想干，觉得活着累，浑身不适，看书注意不集中，头脑经常胡思乱想，活在自己的世界里，与外界几乎不联系，不求上进，一直有浑浑噩噩的感觉，好像每天都没睡醒一样。勉强考上一所大学，觉

得不是名牌大学，也极不满意。大学毕业以后找到中学教师的工作，觉得不是什么好单位，工作没热情，勉强应付。郑先生思维僵硬，思考速度比较慢，有时厌世，容易疲劳，恶劣心境，优柔寡断。他从 17 岁就开始就医，在本市大医院心理科诊断为抑郁症，度洛西汀每日 80 mg。文拉法辛、氟西汀、西酞普兰等都陆续用过，效果不好。理论知识懂得很多却难以实行，又到外地某市精神病院治疗仍无疗效，又转到某省精神病院求治，仍效果不好，无法适应工作，休息在家，无所事事，浑浑噩噩，经熟人介绍来诊。

【体格检查】

无异常。

【实验室检查】

无异常。

【精神检查】

意识清，接触可，反应迟钝，话少，情绪低沉，少动。

【诊断】

抑郁症。

【药物治疗】

舍曲林 100 mg 早饭后口服。

【首次森田疗法治疗】

医生：我对你了解之后发现，你好像事事都不如意。你是怎么看的？

郑先生：我感到特别倒霉，没有哪个事让我满意，而且我怎么这么倒霉，让我患上了抑郁症。

医生：你没有想一想为什么你会事事不如意吗？你自己身上没有什么原因吗？

郑先生：除了倒霉，我想不出哪里有问题。

医生：你有一个优点，就是向上的欲望很高。但是你不知道的是，这个优点如果利用得不好，就会变成缺点。

郑先生：这是怎么回事呢？

医生：就是你有非常高的向上的欲望。小时候在学校希望考好成绩，高考希望考上名牌大学，希望找到人人羡慕的好单位工作。可是这些愿望都没实现。这里面你个人的原因是愿望太高，而你没有为这么高的愿望付出足够的努力，就是行动力不够，当然你的愿望不会实现了。

郑先生：难道我付出的努力还不够吗？

医生：你如果目标不是太高，也许你付出的也够了，你也得到了许多，比如考上了大学、找到了工作、结了婚。

郑先生：这算什么呀。

医生：这就是你付出这些努力以后获得的东西。虽然离你的期望值很远，可是你想过没有，你有没有为你这个更高的期望值付出与之对等的足够的努力呢？举个例子来说，你拿出积攒的 10 万元，希望买一辆名牌汽车，可是这点钱只能买到一辆一般品牌的汽车，不是吗？你觉得付出 10 万元已经不少了，可是与你期望得到的品牌所需的付出还有很大差距，因此你不满意，这不是很正常吗？其实你要想实现和满足自己的愿望，要不就降低标准，要不就加大投入力度，学习、上大学、工作也是一样。

郑先生：可我已经尽力了。

医生：如果是尽力了，还是不行，那就把目标适当降低，或把目标分解，逐次实现。

郑先生：降低标准的结果使我无法满意和接受。

医生：降低目标的标准你做不到，努力你又没有更大的动力，这才是你陷入困境的原因。

郑先生：那我应该怎么办呢？

医生：先把这些你认为不满意的事放在一边，不断去提高自己的身体状态，每天只要有时间就多到外面去散步、慢跑、打乒乓球、游泳等，身体累了就读读书，做各种事情，提高自己各方面的能力。等身体状态好了以后，把生活目标分解，逐渐去实现。

郑先生：我什么时候能好啊？

医生：那要看你是怎样对待和执行医生指导的事了。

郑先生：我尽量吧。

【2 周后复诊】

医生：这两周情况怎么样了？

郑先生：不好，没有什么进步。

医生：这两周你都干什么了。

郑先生：走一走就累了，打球也打不好，干什么都不行，所以还是什么也不想干。

医生：如果这辈子什么也不求了，就这样过也行，那就这么过吧，怎么样？

郑先生：这么过也太痛苦了。

医生：所以就需要一点一点地努力呀。你什么都不想付出，怎么会有大的改善呢？疗效的事也不要太急，热包子不是一口可以吃下去的，好多目标不能一步实现，可以分成几步来实现，一次、二次不行还有三次、四次，只要坚持努力而不气馁，总会成功。不努力还想一下子就什么理想都可以实现、什么都能成功，哪有那么容易。目前情况下我让你散散步、慢跑或打乒乓球、游泳这都是比较容易的事了，通过这些活动首先逐渐把身体和情绪状态调节好，今后的事情再一步一步地努力去做。只要你去努力还有成功的可能，如果只是怨天尤人而不付出任何努力，不做任何事情，那么就一点成功的可能也没有了，包括治病。

郑先生：（默默地点点头）

【4周后复诊】

医生：这两周情况怎么样？

郑先生：还是没有精神，不见好。是不是我的病治不好了？

医生：还是感到脑子思考速度比较慢，容易疲劳，什么也不想干，活着没有意思？

郑先生：那倒是比以前好多了，可就是还不能达到理想的状态呀。

医生：我还以为一点没有好呢。从你说话中反映出你有负向思维模式，就是好的事情没有什么感觉，不好的事情看得十分清楚，感觉特别明显。这种思维模式对你干任何事情都有负面影响。那么，正向思维模式怎么看这件事呢？这个毛病已经这么多年了，不可能一下子就好，治疗这么短的时间就有这么大进步已经很好了。这就是正向思维模式，越这样想就越愉快，形成良性循环。

郑先生：你这么一说，我还真有点负向思维，看什么都是负面的，净往坏处想，可是怎么办呢？这是天生的吧。

医生：从现在起，遇到负面的想法，你主动地往它的反面想一想，看看是怎么样。比如老婆批评你了，你看看有没有好的一面，说一句太好了。为什么呢？因为批评自己可以帮助自己改正错误，这不是太好了吗？

郑先生：比较难，我试试吧。

医生：你最近每天运动了吗？

郑先生：我每天晚上都出去转转。

医生：太好了。每天出去多少时间？白天都干什么了？

郑先生：每天半个多小时吧。白天没劲，想睡，可是躺着也睡不着呀。

医生：你为了治好病已经付出了努力，这很好，也收到了一点回报，症状好转了一些，可是距离你的要求还是很远。其实你付出的努力离达到治愈所需要付出的也还差很远，需要一步一步地努力。白天既然休息也没有精神，那就上午下午都出去走走，只要是你力所能及的范围就行，累了的话就随时坐在路旁休息一会儿，腿走累了就甩甩胳膊，甩100次以后胳膊累了再走走。中午可以睡一会儿，下午散步回来了可以一边听听歌曲，一边做点家务，体会一下这是什么心情。

郑先生：以前家务我很少干，有用吗？（看看医生）好吧。

【6周后复诊】

医生：近来情况怎么样？

郑先生：嗐，时好时坏。

医生：怎么讲？怎么时好时坏？

郑先生：有时心情还好，也愿意出去走走；有时心情不好就不愿意出去，不愿意干事。

医生：这可以理解，不管怎么说，你已经有一些心情好的时候了，就是说有一定进步了。你要注意的是，不是愿意不愿意出去走、愿意不愿意干事，是需要不需要出去走、需要不需要做事。如果是需要就要出去走，去做事，这样做才会对治疗你的病更加有利。

郑先生：那我不喜欢活动还要强迫自己去做吗？

医生：因为一个正常人、成熟的人，不应该按照喜欢不喜欢来做事。

郑先生：那按照什么来做事？

医生：按照为了实现生活目标需要不需要来做事。如果需要而且是有意义的事，那么不想做也要去做；如果是不需要做，也没有意义甚至是不好的事，想做或喜欢做也不能做。

郑先生：（没有说话，若有所思地点点头）

【8周后复诊】

医生：这段时间情况怎么样了？

郑先生：心情还行，身体不舒服也好些了。

医生：每天干什么了？

郑先生：晚上出去走走，白天有时做点家务，看看书，每天觉得没有意思，还不如上上班。

医生：你已经几年没有上班了吧？有想上班的愿望太好了，这是一个进步。

郑先生：不知道能不能适应，能不能坚持干下来。

医生：继续增加运动次数，每天上午、下午、晚上都出去多走走，觉得精力比较充沛了再去上班。

郑先生：好的。

【12 周后复诊】

郑先生：我已经上班了，感觉还好，心情也不错。

医生：这个月怎么过的？

郑先生：每天都出去走走，还玩玩乒乓球，游游泳，做点家务，10 天前去上班了。休息时打乒乓球、游泳、看书。现在想事情不怎么钻牛角尖了。

医生：非常好。有了好身体，干事才有精力，做事一步一步地来，目标可以分解实现。

郑先生：好的，我会努力的。

【治疗结果】

郑先生从第 8 周以后 1 个月来门诊复诊开药 1 次，半年后改为每天 50 mg 舍曲林，一直坚持服药已经 1 年余，情绪改善，可以正常工作。

【病例讨论】

郑先生从小就是一个极其追求完美之人（完善欲极强），可是一旦没有实现自己的目标就灰心，目标定位也不降低，却不再为了实现目标而继续努力，结果是自己离目标越来越远，越来越不甘心这个结果（受容性低下）。即使这样还是考上了一所大学，可就是不满足，认为考上的不是心目中的名牌大学，以自己的实力是完全可以考上名牌大学的（思想矛盾），可实力虽有，努力不够，当然实现不了自己的高目标，他并未意识到这一点，为此郁闷、烦恼，越来越严重。这些因素都是导致抑郁情绪的重要因素。随着情绪不断地低落，躯体不适越来越多，他无法接受这些躯体不适，高度关注这些不适症状（注意固着），越关注越严重，就越烦恼（精神交互作用），以不工作在家休息来排斥躯体不适，逐渐影响其社会功能。到处求治却无法实现去除症状的目标，经过治疗即使症状有所改善，也不满足，又不愿意为症状改善而付出更多的努力。医生以治愈使之痛苦的躯体不适症状、改善情绪为目标，反复地鼓励郑先生，逐渐使其迈出了为上述目标而努力的步伐。随着注意目标的改变，生的欲望被激活，精神能量方向得到改变，被束缚状态被打破，负性情绪和躯体不适症状也逐渐得以改善，郑先生逐渐恢复了正常的生活和工作。

例2　小孙，男，15岁，初三学生

【相关病史】

小孙成绩很好，在班里一直是前3名。9个月前考试成绩名次是第10名，开始心情不好，脾气大，发脾气后又后悔，总想睡，干什么都没兴趣，上学常迟到，这样一来成绩排名进一步下降。6个月前在某大医院诊断为抑郁症，医生给予舍曲林治疗，没敢吃药。后来又改为氟西汀，每天20 mg，仍有烦恼、情绪低沉。3个月前又到国内另一大医院，诊断为重度抑郁症，氟西汀30 mg服用1个月后，不见好转，多次用刀自残。1个月前又托熟人找某教授求治，氟西汀每天30 mg加利培酮0.7 mg治疗，上述症状改善不明显，常心烦，入睡困难。经人介绍来诊。

【体格检查】

心肺听诊无异常，左手臂多处刀痕。

【实验室检查】

无异常改变。

【影像学检查】

无异常改变。

【精神检查】

意识清，接触可，自觉成绩下降，无论怎样努力也不行，沮丧，情绪低沉，自暴自弃，自伤行为。

【量表检查】

SCL-90强迫、抑郁、敌对重度。EPQ神经质。

【诊断】

抑郁症。

【药物治疗】

舍曲林，每次50 mg，每日2次口服，5天后早上100 mg口服。

【首次森田疗法治疗】

医生：从你的学习经历，我看得出来你是一个很优秀的学生，以往成绩很不错，可是你却认为初三上学期自己成绩下降了，因此十分沮丧，不甘心，抱怨，悔恨，之后也一直如此，却改变不了这个事实，所以病情一直也好不了。其实你没有注意到，你成绩下降的想法可能是错误的。

小孙：我从小学到初中，从来都没有低于过前3名，这次却从前3名降到了第10名左右，这难道不是下降吗？为什么说是错了呢？

医生：假如你在高速公路上开车，你前面一直是有2台车，往前开了一段时间以后，你前面有了9台车了，说明什么？

小孙：(低下头) 说明有7台车超车。

医生：那学习成绩的名次变动不也是一个道理吗？你的成绩一直在人家前面，人家不甘心，所以有7个同学经过努力超过了你，难道没有可能吗？如果不是你错认为自己成绩下降而气馁，无法接受现实，也许不会变成现在这样吧。

小孙：我本来学习就够卖力气了，出现了这样的结果我实在无法接受，越是不甘心，就越是懊恼，也就越难过。割手臂会好过些，可学习干劲就是上不来，成绩继续下滑。

医生：你认识到其中的原因这很好。名次的上下不仅仅代表成绩好坏，还说明很多问题。今后不要仅仅关注名次，对于每一次考试发现的问题及时总结和纠正才是更重要的。

小孙：我现在学习一点都学不进去，注意集中不起来，放弃又不甘心。

医生：其实学习成绩提高与努力的程度肯定是有关系的，但是这是在身体足够健康的前提下，越努力成绩才会越好。你已经感觉学习十分吃力，在这个基础上去努力学习，可能提高成绩有困难，所以你一定要在课间、节假日、上学和放学路上，多走路，活动身体，先把体质提高，再去努力学习，可能成绩提高会快些。

小孙：好的。

【2周后复诊】

医生：这些天情况怎么样？

小孙：心情好些了，身体也不那么难受了，学习成绩还是上不去。

医生：你前一段时间病情比较严重，影响了学习，成绩一时上不去也是情理之中的事，目前你还能坚持上学就已经很了不起了，抓紧锻炼身体，提高体质和精力，干劲上来了自然进步也会快些。你以前那种懊恼的感觉还有吗？

小孙：好些了，不是忘记了，是不那么在意这件事了。

医生：每天除了学习以外干什么了？

小孙：课间出去走走，上学放学尽量步行。

医生：你做得很好。生活中一定会遇到意外的事情发生，此时，要学会多从几个方面寻找原因，解决这些问题，而不是围绕这件事引起的不良后果团团转。

小孙：好的。

【4周后复诊】

医生：这些天情况怎么样了？

小孙：（笑呵呵）现在好多了，心情和以前的那些烦躁、失眠都好多了，也不再好发脾气和割手臂了。我这个药还要吃下去吗？总这么吃会不会有依赖？

医生：情况进一步改善时，可以逐渐减少药量。如果病情还没有治愈就突然停药很容易出现病情反复，这时的反复不是出现药物依赖了，而是病还没有彻底治愈。所以即使症状有所改善，抗抑郁药物还是要吃很长一段时间的。

小孙：那我还需要注意什么？

医生：坚持学习空闲时锻炼身体，学习、生活中不要过度追求完美，因为过度追求完美往往会由于达不到过高的理想目标而使情绪受到更大打击，也就是说过度追求完美其结果会更不完美。

小孙：好的，谢谢医生。

【治疗结果】

此后小孙1个月复诊1次。他学习比较忙碌，经常是妈妈代他来开药，说他初诊2个月后学业基本恢复到正常的状态了。2个月时舍曲林减到每日50 mg，一直维持治疗1年，一直情绪稳定，饮食、睡眠、学习状态良好。

【病例讨论】

小孙性格倾向过于追求完美，所以对于不完美的事情极其在意，因此对于负面信息比较在意。他才15岁，考虑问题不够全面，因此在他最在意的学习名次不理想时，认为自己已经够拼命了，还是成绩下降（思想矛盾），越想越不甘心，越想越难过（精神交互作用），情绪越来越低沉。他无法接受自己身体状态越来越差的事实，而治疗中又无法接受自己成绩越来越差的事实（受容性低下），思想上老是不由自主地想着这件事（注意固着），所以精力越来越差，学习能力下降（身体社会功能下降），陷入被束缚状态，所以药物治疗效果欠佳。为了打破被束缚状态，医生首先指出小孙思想矛盾，让其认识到思想矛盾带来的危害，然后进一步从增加身体活动入手，减少了注意固着，切断精神交互作用，使他的精神面貌越来越好，进入良性循环，不再排斥以往的失利（受容性提高），打破了被束缚状态，加上舍曲林的药物作用，最终改善了情绪，恢复正常学习生活。

第四节　注意固着型抑郁症

例1　黄女士，42岁，主妇

【相关病史】

黄女士在4个月前检查出子宫肌瘤，医生说要手术。她十分害怕手术，心里难受，想不开，肛门出现坠胀感，走路有发飘的感觉，对什么都不感兴趣，食欲下降，胡思乱想，脑子里全是负面想法，觉得自己不行了，肯定是治不好了。别人的安抚和善意的劝导也无法使其心情改善，少语，少动，不做家务，早醒，各种检查却无明显问题，每日躺在床上或坐着发呆，心慌。到过几家医院肛肠科就诊，检查无异常，这样一来就更不放心，怀疑自己得了绝症。家属带其到某精神病院求治，体格检查、实验室检查及影像学检查无异常，诊断为抑郁症，帕罗西汀治疗2个月，效果欠佳，来诊。

【体格检查】

无阳性体征。

【精神检查】

意识清，接触被动，语音低，语速慢，情绪低沉，悲观失望。

【量表检查】

SCL-90全中度，EPQ神经质，HRV自主神经紊乱。

【诊断】

抑郁症。

【药物治疗】

舍曲林50 mg，每天1次，口服；黛力新10.5 mg，每天1次，口服。

【首次森田疗法治疗】

医生：你现在的身体不适症状比较多，最主要是哪里不舒服呢？或者说你最想治好的是哪个症状呢？

黄女士：（摇摇头）哪都不舒服，肛门坠胀，浑身没力气，吃不下饭，怎么治也治不好。

医生：好的，我知道了。我想问你，你每天大多数时间在干什么呢？

黄女士：什么也干不了，对什么都没有兴趣。

医生：那你每天怎么过呢？一天时间都在干什么呢？

黄女士：有时躺着，坐着时间多一些，没事就坐着发呆。

医生：都想什么呢？

黄女士：满脑子都想着自己的病，越想越难受，心情就越不好。我想控制自己不去想，又控制不了。

医生：你每天老是坐着，时间长了，屁股能不难受吗？你总是不动，能有力气吗？

黄女士：那我应该怎么办呢？

医生：既然你经过多次检查，身体没有器质性问题，只是有一些不适的感觉，那么这些症状由医生来治，你配合医生治疗就可以了。

黄女士：除了吃药还怎么配合呢？

医生：每天大大减少躺着和坐着的时间，去做一些力所能及的家务，去散步锻炼身体。

黄女士：我走不动啊。

医生：走不了太长时间，还不能短时间走吗？比如走15到20分钟就累了，那就原地休息一会再走15到20分钟，一点点地来。

黄女士：那我试试吧。

【2周后复诊】

医生：近来你感觉怎么样了？

黄女士：还是不行，浑身没有劲儿。

医生：我也知道不可能全好了，我是说和你上次来之前比较，一点都没有进步吗？

黄女士：那还是稍好了一点，比那时有一点劲儿了，肛门难受也少点了，不过还是难受呀，还是没有多少力气呀。

医生：还没有彻底好，这是当然的了，不可能这么短时间就全好了。你现在已经开始好转就挺好，说明治疗方案是对的。你每天都干什么了？

黄女士：头几天还出去转了转，这几天走得比较少了。

医生：你为了治愈自己的病，按照医生说的去做了几次，这等于为了治病你付出了一点努力，也有一点收获，但是好像你还是不太满意治疗的成果，那你就力所能及地多付出一点努力，每天多出去走走，那么收获也会更大些。

黄女士：好的，我尽量去做。

【4 周后复诊】

医生：看你喜气洋洋的，一定是这两周好些了吧?

黄女士：是的，有劲儿多了，在家里也待不住了，每天到外面去走好几趟，也很少胡思乱想了，吃饭也能吃下去了。你说怪不怪，下面也不那么难受了，你这个药还挺管用的，一开始我还半信半疑的呢。

医生：太好了，这个效果好也与你配合得好有关啊。

黄女士：现在你让我整天地坐着、躺着我都待不住了。你放心吧，我会继续按照你说的去办，直到把病彻底治好。

【治疗结果】

首诊 4 周以后逐渐把复诊时间改为 3 周 1 次，慢慢变成 4 周复诊 1 次。由于患者情绪一直稳定，躯体不适消失，1 年以后黛力新和舍曲林各减为每天 5.25 mg 和 25 mg，继续服药，每天跳广场舞，做家务，散步 1 次，过着快乐的生活。

【病例讨论】

黄女士发病的诱因是患了子宫肌瘤需要手术，诊断确定以后她就开始担心，想到各种可怕的后果，越想越怕，没有心思做家务，不想外出，终日呆坐少动，脑子里全是子宫肌瘤的事，想控制自己不去想，但是控制不住（注意固着），看似呆坐是在休息，但是这种什么都不干会有足够的时间关注自己身体的负面信息，胡思乱想越来越重，想手术又害怕手术的后遗症，不做手术又害怕子宫肌瘤变成癌症，越想越害怕，越想越发愁（精神交互作用），生活节奏的变化，整天呆坐着时间久了身体不适症状增加，这样一来又认为自己的病情加重，可能是患了绝症，而医生不告诉自己（思想矛盾），更是什么也干不下去，在家待时间久了身体不适症状越来越多，越是这样越是觉得自己的病情很严重（思想矛盾），心情就越不好，越是把问题想得越坏（精神交互作用），越是不想干事，越是长时间不走路、不干活、不爱吃饭，越是没有力气，就越是觉得病情严重（精神交互作用），就更不能干家务活了（身体社会功能减退）。药物治疗采用舍曲林和黛力新，可以减少胡思乱想，缓解不良情绪。同时医生鼓励患者多走动、做家务，可以减少对症状的关注（减轻注意固着），便于打断注意与身体不适感觉的交互作用引起的恶性循环。在治疗初始阶段，患者虽然也按照医生指导去活动了，但还是很被动的，很容易被一点困难所终止。经过鼓励和督促，身体活动以及家务的增多必然带来对躯体不适和各种负面信息关注的减少，治疗效果随着治疗时间的推移而慢慢地显现，患者就会改善以往认为这是严重疾病的错误思想认识（改善思想矛盾），逐渐由情绪越来越坏和躯体不适越来越严重的恶性循环变成情绪越来越好和躯体不适越来越缓解的良性循环。症状消失以后，患者继续这样的生活方式，即使药物减半也可以维持良好的疗效。

第五节　兴趣爱好缺乏型抑郁症

例1　吕先生，63岁，退休干部

【相关病史】

吕先生退休前工作认真，肯干，30多岁时当上干部，下班也会把工作带回家，工作是他唯一的喜好。退休前是局长，退休后，别人叫他吕局长，他感到别扭，叫他老吕他也感到别扭，所以不爱出门。没有了往日门庭若市，没有了大家嘘寒问暖，自己又没什么特殊兴趣爱好，每天过得很无聊。逐渐开始闷闷不乐，白天没事就躺着，拿着报纸也看不下去，似睡非睡，每天晚上早早就上床，很长时间才能睡着，半夜就会早醒，然后很难继续睡着，经常头晕，心情不好，好发脾气。医院各种实验室检查、影像学检查无明显异常，可是这种状态无法改善，医生建议到心理科就诊。后诊断为抑郁症，用各种抗抑郁药物（自己记不清是用了什么药物）治疗。医生不断加大药物剂量，增加联合用药，可还是觉得高兴不起来，对此十分不满意，因而转来本医院心理科就诊。

【体格检查】

无异常体征。

【精神检查】

意识清，接触可，话少，无精打采，总是高兴不起来，情绪低沉，意志减弱。

【诊断】

抑郁症。

【药物治疗】

氟西汀每日40 mg口服。

【首次森田疗法治疗】

医生：您现在最想治愈的症状是什么呢？

吕先生：总是高兴不起来，没精神，什么也不想干。

医生：你退休以前都有什么兴趣爱好？

吕先生：没有什么兴趣爱好。除了工作就是工作。

医生：那么你知道高兴是怎么来的吗？如果你没有任何理由就每天特别高兴，那合理吗？

吕先生：也是啊，可是没有让我高兴起来的事。

医生：既然你希望高兴起来，那从现在开始，重新计划和安排生活，改变现在的生活方式。回去以后找一两个兴趣爱好，同时把身体好好调理一下，每天除了中午和晚上睡觉，其他时间不能总是躺着，适当出去走走，家务活也适当干点。

吕先生：我走不动，不知道自己喜欢干什么。

医生：那你就把家里买菜、购物、倒垃圾的任务包下来，然后家里养十几盆花和十几条金鱼。你的病交给我，你做这些事来配合我治疗就可以了。

吕先生：我试试。

【2周后复诊】

医生：这些天怎么样了？

吕先生：我还是高兴不起来，整天没精打采。

医生：每天都干什么了？

吕先生：去买菜了。

医生：不错，剩下的时间还干什么了？

吕先生：没干什么了。躺着，也睡不着。我还是没有精神头，也没有什么力气。

医生：这些症状我来治疗，慢慢会好起来的，可是你总是躺着怎么会高兴起来呢？

吕先生：你说的也是。那我也不喜欢养花、养鱼呀，其实我也不喜欢走路。

医生：这不是喜欢不喜欢的事，是需要不需要的事。一个成熟的人只要是生活需要的事情，不喜欢也要去做。

吕先生：你说的也是。

医生：这样，那你每天到外面走累了，在家练练书法怎么样？书法练累了再去外面走走。

吕先生：这个可以试试，以前我的书法还可以。

【4周后复诊】

医生：最近怎么样了？

吕先生：我觉得比过去好些了，有点精神，也有点力气了，吃饭也有食欲了。

医生：每天都干什么了？

吕先生：买菜，钓鱼，练书法，晚上出去散散步。

医生：太好了，体验到生活的快乐了吧。

吕先生：还行，有时候老同事叫我去玩，我也去了，练习书法也挺开心的。

医生：白天睡觉了吗？

吕先生：中午睡1个多小时，晚上还是要躺很长时间才能睡着。

医生：中午少睡一点，就睡30～40分钟吧，睡多了，晚上容易睡不着。

吕先生：好的。

【8周后复诊】

医生：看上去好像挺精神的嘛，最近怎么样了？

吕先生：现在白天一点也不困了，根本不想躺着了，愿意干事了。开始你让我干事我还不太情愿，现在主动地想干事了，反而有精神头，有劲儿了。

医生：太好了，为你高兴。退休以后工作虽然停止了，安排好新的生活很重要吧。

吕先生：确实，谢谢医生。

【治疗结果】

患者以后每个月复诊1次，半年以后氟西汀减为每日20 mg，1年以后氟西汀减为每日10 mg。患者一直坚持服药，每天写书法、钓鱼、买菜、会友，情绪稳定，过着愉快的生活。

【病例讨论】

吕先生是明显的兴趣爱好缺乏的人。以往有喜爱的工作，生活过得还算充实，可是退休使他的生活发生了翻天覆地的变化，他没有及时根据生活的变化重新安排生活内容，而是生活节律混乱，变得越来越懒。逐渐地，睡眠出现问题，没精打采，什么也不想干，于是认为身体出现了毛病，而实际到医院检查又查不出问题。越是这样越是怀疑自己身体出现了大问题（思想矛盾），每天躺在床上休息，什么也不干（身体社会功能减退），这样的生活当然会没有快乐可言，就越是觉得这是个毛病，就越不愉快，总是不愉快就更觉得这是个毛病（精神交互作用）。他不接受这样的结果，多次去医院检查，也服用了一些抗抑郁药物，这些药物虽然有改善情绪的作用，可是生活状态不改变，每天不出门，不干活，不与别人接触，连报纸、电视都看不下去（身体社会功能低下），总是对不愉快耿耿于怀（注意固着），这样的状态当然很难高兴起来。他不愿接受这个结果（受容低下），治疗效果又不满意，就更想治好这个病。对于治疗这一类型的情绪障碍，首先要改变患者的生活方式，从身体活动入手（以改善注意固着、精神交互作用）。患者以前没有这个习惯，当然不会顺顺当当地按照医生指导的去做，但是这样会使治疗效果不那么理想，此时，患者对治疗效果的期待就成了促使他去行动的动力。随着活动增多，活动范围不断扩大，精神交互作用被切断，注意固着、自身状态、身体社会功能随之改善，患者认为自己身体有大问题的思想矛盾也随之改善，所排斥的高兴不起来的问题随之解决，受容性提高，形成良性循环，以往难以解决的情绪障碍也随之解决。

第六节　经典抑郁症

经典抑郁症患者有明显的"三低"（思维迟缓、情感低落、意志减退）。治疗以药物为主，药物达到一定疗效以后，再进行心理治疗。

例1　小刘，女，22岁，大三学生

【相关病史】

小刘，性格内向，3个月前无明显诱因发病，逐渐感觉精力不足，好像生活在云雾里一样，心情灰暗。慢慢地好像感觉不知道自己是谁了，自己问自己这个世界怎么了，人和事离自己是那么遥远，好像自己只剩下了一个躯壳，大脑只剩下一点点了，五脏六腑全都空了。对肉体感知较少，只剩下灵魂在支配自己的行为，反应缓慢，觉得自己像幽灵，分不清梦和现实，如同行尸走肉一般，觉得自己活着没有意义。经常不去上课，躺在宿舍里，同学劝其到医院她也不去。假期回家觉得给家里添麻烦，是父母的累赘，有厌世感，多次自残，左手臂刀痕累累。每天早上情绪极其低沉，傍晚心情稍稍平和，但还是不想活动、出门、与人交流，只想一个人待着，头昏昏沉沉，会很快忘记刚刚发生的事，经常丢三落四，没有饥饿感，睡眠质量很差，早醒。在某大医院进行各种检查无异常改变，诊断为抑郁症，帕罗西汀每日 40 mg 治疗 1 个月无效，在父母的再三劝说下来诊。

【体格检查】

无阳性体征。

【实验室检查】

无异常改变。

【影像学检查】

头部 CT 检查无异常改变。

【精神检查】

意识清，接触被动，话少，语言低，语速缓慢，情绪低沉，自责自罪，思维迟缓，行为缓慢，意志消沉，有自伤行为。

【诊断】

抑郁症。

【药物治疗】

氟西汀每天早上 40 mg 口服，舍曲林每天中午 50 mg 口服。

【首次森田疗法治疗】

医生：你觉得哪里不舒服？

小刘：（皱着眉头，低声说了什么，听不清楚）

医生：最近吃饭、睡觉觉得怎么样？

小刘：（摇摇头）

医生：你想不想治好你的病？

小刘：（摇头）好不了了，别费劲了。

医生：现代医学已经相当发达了，有很多药物可以治疗你的病，一定能好起来的。

小刘：（摇头不语）

医生：这样吧，你先休息一段时间，集中治病。这种状态也没有办法学习，是吧？

小刘：（低头不语）

医生：（让小刘出去门口等候，向家属交代）她在家休息时，家里要有人陪伴，药物要由家人保管和分发，饮食也要督促，防止她出现自杀、自伤行为。如果治疗之中她有强烈的自杀意念和行动，护理困难，就送到精神病医院进行住院治疗。

小刘妈妈：住院那不是麻烦了吗？

医生：我们也希望门诊可以把她治好。她的病情本来就很严重，如果进一步加重出现了自杀行为，孰轻孰重你一定要掂量好。

小刘妈妈：(愁眉苦脸) 好吧。

【1周后复诊】

医生：这几天怎么样？

小刘：(摇摇头，不语)

医生：(对小刘妈妈说) 这几天都怎么过的？

小刘妈妈：整天躺着，饭都要端到跟前，喊好几次才肯吃，洗脸都懒得起床，药也是催着吃，不催就不吃，不催的话一天都不喝水。

医生：服药以后没有出现什么不良反应吧？

小刘妈妈：没有什么不良反应，也没有什么效果。

医生：出现效果一般需要两周左右，就是说两周左右可能才开始有一点效果。继续服药，按照我说的护理吧。

小刘妈妈：好吧。

【2周后复诊】

医生：这几天怎么样？

小刘：还是不行，好不了了 (说话声音大了一些，语速也快了一点)。

医生：不过你的精神头好像好了一点。

小刘：不行，只是好了一点点。

医生：睡觉怎么样？

小刘：不行，睡不着。

医生：你想睡得好一点吗？

小刘：我可不想吃安眠药。

医生：如果你不想吃安眠药，又想晚上睡得好一点，那么白天就不要整天躺着了。因为你整天躺着就等于在休息，白天总是休息晚上怎么能困呢？

小刘：我除了躺着，什么也不想干。

医生：不想干事可以走走，可以做做深呼吸训练。

小刘：呼吸都累。

医生：那就少加点安眠药吧。

小刘：（默许）

【3 周后复诊】

医生：这几天怎么样了？

小刘：还是不行啊。

医生：睡觉不行吗？还是什么都不行呢？

小刘：睡觉还是不行，睡不着，睡着了也会早醒。

医生：晚上几点上床睡觉？

小刘：7～8点。

医生：早上几点起床？

小刘：早早就醒了。

医生：早上几点起床？

小刘：7～8点吧。

医生：晚上7～8点上床太早了，这个时候睡不着也是正常的。还是晚上10点以后上床，早上7点以前起床。晚睡一点会容易困，困了会睡得香。

小刘：其实7～8点上床也是睡不着，那10点上床，这几个小时看看电视可以吧？

医生：晚上吃完饭出去走走，回来后看看电视，热水泡泡脚都行。这一周其他的症状有改善吗？

小刘：好不了多少。

医生：着急了？希望好得快一点吗？

小刘：那是当然了。

医生：那就要你的配合了，你配合得越好，好得越快。

小刘：怎么配合呀？

医生：多到外面走走，不能老待在家里，每天出去2～3次，每次走20～30分钟都行。

小刘：不愿意出去还要强迫自己出去吗？

医生：不是强迫，是选择。既然希望好得快一点，那你就在为好得快一点多出去活动活动和不愿出去待在家里会好得慢一点之间做一个选择吧。

小刘：那还是出去转转吧。

医生：（对小刘妈妈说）最好家里人每次都陪她一起出去走走。

【4 周后复诊】

医生：这几天怎么样了？

小刘：睡眠好些了，心情也好一些，有点劲儿了，出去也不犯愁了。

医生：每天都干什么了？

小刘：出去走走。我想每天出去走一趟就行了，家里人非说要出去三次。不过出去了以后感觉还行，走走挺舒服的。白天也不怎么躺着了，有心情看看电视了。

医生：干点家务吗？

小刘：家务很少干。

医生：适当干点家务有好处，力所能及地干点事，生活充实。

小刘：他们什么也不让我干。

医生：（对小刘妈妈说）适当地让她干点力所能及的家务有好处，洗碗、扫地、擦地、擦桌子、叠被什么的都行。

小刘妈妈：好吧。

【6 周后复诊】

医生：近两周怎么样？

小刘：（笑呵呵）基本都好了。原来我以为不行了呢，现在干什么也不犯愁了，吃饭、睡觉、心情、脾气都没事了。我是不是可以上学了呢？

医生：如果是这样再休息几天就可以考虑上学了，不过不必开足马力学习，能坚持上学就很不错了，循序渐进，放学、节假日休息时间出去散散步比较好。

小刘：好的。

【治疗结果】

10 周后小刘上学了，虽然学习比较吃力，慢慢地补课，但也没有出现什么问题。以后 1 个月复诊 1 次，半年以后氟西汀减到每日 20 mg，舍曲林每日 25 mg，氯硝西泮每晚 1 mg，情绪稳定，坚持学习，一直坚持服药 1 年。1 年以后停用舍曲林，氯硝西泮减到每晚 0.5 mg，氟西汀每日 20 mg，每天散步 40 分钟左右，各方面恢复正常。

【病例讨论】

经典的抑郁症往往情绪低落十分严重，精神动力严重不足，又找不出什么发病相关的生物学和心理社会因素，各种检查没有查出遗传基因方面或者其他器质性异常，抗抑郁药物治疗是首选方案，而且用药量往往要大些。参考以往用药情况，给予氟西汀治疗，此药增加精神动力效果比较好，合并舍曲林治疗，意在减少胡思乱想（患者悲观，厌世，觉得自己无药可救）。2周以后情绪逐渐出现改善，原来觉得绝望，说话都懒得说，对问话多缄默不答，并不具体述说哪里痛苦，现在虽自己述说没有改善，但是医生要去发现改善的地方，增加其信心。自己述说失眠，表明其有了治疗的欲望，但对于外出活动还没有动力。为解决失眠，每晚加服 1 mg 氯硝西泮。3周以后治疗欲望进一步提高，医生建议每天外出活动，家属反复督促，使每天活动次数增加。据研究报告，体育活动对改善抑郁有肯定的疗效。鉴于小刘的状态，从散步开始做起，逐渐扩大活动范围，增加活动次数，增加家务劳动，充实生活。随着药物不断显效，活动以后小刘的身体状态不断改善，增加了治愈的信心，形成了良性循环，病情改善。2个半月以后小刘恢复上学，半年以后除了应用药物原来治疗剂量的半量巩固治疗以外，要求坚持每天散步，防止复发。

第七章　抑郁症相关问题答疑

第一节　关于抑郁症状的答疑

问题 1：抑郁症为什么易复发？

答疑：患抑郁症的人多数具有负性思维倾向，内向性格，看事物喜欢看负面信息，这样就容易导致其经常处于一种负面情绪之中，同时往往缺乏情绪的调节能力，或者环境中存在一些难以克服的负面因素会长期影响情绪，比如父母脾气大、婆媳关系不好、配偶好赌而无法改变、亲人患重病、婚姻破裂。除了上述负性事件，生活往往还会遇到一些突发的负性事件，引起关注，继而产生负性情绪，加上不会调节情绪，就容易导致抑郁情绪的复发。

问题 2：抑郁症治愈后还会复发吗？

答疑：相当一部分抑郁症患者经过 2～3 个月的治疗会得到明显改善，可以恢复工作，就是说达到治愈的标准。但是即使是治愈了，也不能松懈，否则一旦停止巩固治疗，多数人过一段时间还是有可能复发。所以经过治疗，即使以往的抑郁症状已经消失，而且可以工作了，也不能疏忽，一定要随时预防复发，继续在医生的指导下服药一段时间，克服一切对于情绪有不良影响的因素，克服以往的不良生活习惯。

问题 3：抑郁症患者为什么不爱做事，不爱动？

答疑：抑郁症患者情绪低沉，所以对任何事情都缺乏热情，对事物总是关注负面信息。越是关注负面信息，心情就越不好，情绪就越是低落，就越是对一切事物缺乏兴趣，严重时平时喜欢的事都会不感兴趣了，形成恶性循环。这种情况下精神能量就越是往负面情绪方面聚集。获得负向精神能量的支持会使抑郁症状不断加重，看到好事没什么感觉，一点不好的事就会使情绪不断恶化，有人甚至会出现厌世念头，或者自残甚至自杀行为。

问题 4：抑郁症患者中为什么有些人食欲减退，而有些人食欲增强？

答疑：有相当一部分抑郁症患者由于抑郁情绪的影响，不愿意做任何事情，甚至不愿吃饭、进行性生活，思想总是停留在消极的状态。消极的思想和情绪容易带来痛苦，而且无法摆脱，往往影响自主神经系统，影响胃肠蠕动，使食欲降低。但是有一部分患者时而出现食欲减退，可是几天没有好好吃饭了，也会有饥饿的感觉，一旦吃起来，感觉到吃可以带来一丝快感，所以就停不下来，越吃越想吃，这时变成食欲增强。在治疗抑郁症时，食欲减退或增强不是主要治疗目标，只要维持身体基本需要的饮食就可以了，而改善情绪低落和不愿动的状态才是主要目标。一旦情绪改善，那么加以适当心理指导，就会容易改善这种状态。

问题 5：抑郁症为什么需要药物治疗？

答疑：人群中遇到生活事件导致情绪波动，出现短时间的情绪低沉者不在少数。大多数人经过一段时间以后，情绪就像抛物线一样自动恢复了正常状态，而一部分人即使过了很久，低沉情绪也不能自行恢复正常，还不断加重，发展成为抑郁症。这个阶段多数患者很难通过自我调节就改善抑郁情绪，一旦发病，很容易使抑郁情绪不断加重，此时患者痛苦不断加深，非常容易出现消极甚至是自杀的行为，所以尽快采取药物治疗，往往疗效较快，是明智的。目前抗抑郁药物的治疗方法简单、副作用小，长期服用也很少出现无法耐受的副作用，是抑郁症患者治疗的必要选择。

问题 6：抑郁症不用药就没有其他方法治疗吗？

答疑：一旦患抑郁症，除了抗抑郁药物治疗以外，还是有一些其他方法治疗的。例如经颅磁刺激治疗、运动疗法、生物反馈治疗、音乐治疗、心理治疗、中药治疗都对部分抑郁症有一定治疗效果。但是并不是对所有抑郁症都有效，另一部分抑郁症患者还远远不能获得满意疗效。他们一旦患病，先用上述方法治疗一段时间，不行再加药物治疗，往往耽误治疗时间，使患者痛苦的时间增长。所以一旦确定了抑郁症，都是应用抗抑郁药物的同时再配合上述疗法，加强疗效。

问题 7：用抗抑郁药物治疗会不会产生药物依赖？

答疑：很多抑郁症患者和家属在医生建议服用抗抑郁药物时都提出这样的疑问："用抗抑郁药物治疗会不会产生药物依赖？"这种想法很容易理解，每一个人都不希望永远服药，害怕服药以后就停不下来。确实服药以后可以很快使抑郁情绪得到改善，但是由于患者的生活环境、性格、对负性事件的承受能力不一定发生改变，所以在停药以后，仍有可能遇到负性事件使情绪再次陷入低落状态，即还有可能再次出现抑郁症状复发。这样一来很多人认为是药物依赖所致。其实也未必一定是药物依赖所致。以近视眼为例，近视眼戴上了近视矫正眼镜，就可以看清外界的物体了，摘下眼镜就又看不清物体了，这难道是近视眼戴眼镜以后就产生眼镜依赖了吗？显然是眼镜被摘下了以后，它的作用就消失了。药物治疗也是一样。患者以往的患病因素、精神病理并没有被完全清除，不良生活习惯、人际关系紧张并没有被彻底改变，停药以后，药物治疗作用消失，在一些负性因素影响下抑郁症状还会再次复发。

问题 8：抑郁症治疗期间应该注意什么？

答疑：抑郁症治疗期间不能饮酒，因为抗抑郁药物与酒精有一定相互作用，可能导致不良反应发生。另外，尽可能不要什么也不干，不要终日卧床，不要想不吃饭就不吃饭，也不要食欲恢复了就拼命吃饭、吃零食。

问题 9：抑郁症出现自杀、自伤念头了怎么办？

答疑：抑郁症患者经常会出现自杀或者自伤的念头。自己如果一出现这些念头就去做自伤或自杀的行为，那是很危险的，有时会造成严重的甚至是不可挽回的后果，此时尽可能及早去医院治疗。同时学会做到想归想，做归做，就是说作为人就一定不能为所欲为，那是不正常的事，去分辨什么可以做什么不能做，如果是不能做的事，就一定不去做。这时去做其他可以做的事，这样下去，那些念头可能会慢慢淡化。如果出现情绪和行为难以控制的状态，那就抓紧到精神病医院住院治疗为好。

问题 10：抑郁程度太严重了怎么办？

答疑：抑郁程度太严重时，有的患者不吃不喝，不语不动，无法与人交流，这种情况就要尽早去医院求治，甚至接受住院治疗。如果附近的综合医院心理科不能住院，就要去精神病医院住院治疗。如果患者易发脾气，经常出现冲动、自伤自杀行为，对于家人和医生的劝告无动于衷，就应尽快去精神病医院住院治疗，不能一味迁就，避免出现不良后果。

问题 11：发现抑郁发作以后又转为躁狂发作了怎么办？

答疑：抑郁症是指以抑郁情绪为主的一种情绪障碍。一部分抑郁症状为主的患者，过一段时间又转变为躁狂发作，而躁狂了一段时间以后又抑郁了，那么这种抑郁与躁狂反复交替发作的疾病就是另外一种疾病——双相情感障碍。这类患者首次发病或前几次发病，都是以抑郁症状为主要表现，或者前几次发病都是躁狂发作，过一段时间又转变为抑郁发作。那么这类患者的治疗不能仅按照单纯抑郁症治疗，而是应该按照双相情感障碍来治疗。

第二节　森田疗法治疗抑郁症的问题答疑

问题1：运动对于抑郁症有什么好处？

答疑：首先，运动可以使脑源性神经营养因子（BDNF）增多，它的增加可以保护脑海马体等区域的神经元免受应激因素导致的皮质醇增高的干扰，让神经元恢复自然的放电状态，打通大脑连接障碍点。其次，运动激发脑干，释放精力和激情。再次，它通过调节前额叶皮质内的血清素、多巴胺、去甲肾上腺素等化学物质，产生愉悦感。而与抗抑郁药物不同，运动全面调节整个大脑的化学物质来恢复正常的信号传递，因此运动有改善抑郁情绪的作用，同时也有预防抑郁的作用，很多研究的结果也证明了这一点。

问题2：什么运动对抑郁症有好处？

答疑：运动的种类比较多，抑郁症患者的运动最好循序渐进，而且可以坚持下去，不管遇到什么情况都能坚持每天适当地、一定时间地运动。另外，不一定非要剧烈运动，最好是每天都可以适当进行的有氧运动。不管自己是喜欢还是不喜欢运动，为了治好抑郁症，为了治愈后不复发，即使不喜欢，也坚持每天运动，比如慢跑、快走、乒乓球、羽毛球、太极拳、广场舞、骑车、瑜伽、游泳、气功等。

问题3：运动对抑郁症改善有好处，但是患者不愿动怎么办？

答疑：抑郁症比较严重时患者往往不愿活动，这时需要家人鼓励，陪同他（她）一起去做这件事。开始一定要找简单的运动，比如散步、快走、唱歌、打乒乓球或羽毛球、游泳等，如果感到疲劳就随时找个地方休息一会。对于其进步一定要给予肯定，比如前几天每散步10分钟就感到疲劳，而今天15分钟才感到疲劳，这就是进步。散步中家属与患者的话题不要围绕躯体不适感、不愉快的事情，可以聊周围的绿树、花草的美丽，聊愉快的话题。

问题 4：运动以外做什么对改善抑郁症有益？

答疑：运动以外还可以唱歌、练书法、画画、听歌、看小品、听相声等，做力所能及的家务，如果还能工作也可适当工作。

问题 5："我患抑郁症 1 年了，什么也不想干，每天多数时间就是躺着，脑子里面却胡思乱想，可我控制不住胡思乱想，怎么办才好呢？"

答疑："如果你整天躺着能改善你目前的症状，那你躺着就对了。可是即使整天躺着，你不但不好，反而越来越不想干活，情绪抑郁越来越加重，整天胡思乱想，使你很烦恼，那你就要思考你每日躺着是不是正确，如果不正确，那么最好就是迅速改变。人的身体是有一定节律的，如果终日躺着，打破了节律，不能按时吃饭、睡觉等，就会严重影响身体健康，产生更多的身体不适。这些身体不适症状一时查不到原因，就容易产生新的胡思乱想，而且一般都是往最坏的方面去想。这种症状根本是控制不住的，既然这样那就不必去控制它，因为越是控制不住就更容易胡思乱想，使其越来越清晰，适得其反，不利于问题解决。还不如对胡思乱想采取置之不理的态度，而改变自己什么都不干、每天总是躺着的状态，比如干一些对自己有意义的事情：做简单的家务、散步、养花、唱歌等力所能及的事。其实每个人都可能有一些想法，比如想升官发财、获得金钱美女、生活得安逸快活等，但现实生活中多数不可能立即实现，那么某种意义上这就是想入非非、胡思乱想。既然它没有什么现实意义，就不要去理它，而是该干什么就干什么，那么这种念头很快就会淡化，就不会影响我们。"

问题 6：抑郁症患者总是纠结不愉快的事情怎么办？

答疑：任何事物都存在好坏、优劣、长短，即都有不好的一面。由于抑郁症患者对于负性信息的负性注意偏向，过分关注负面信息，就容易纠结，越是纠结就会使情绪越不好。可是直接告诉患者别纠结了、这样对病情的恢复不利，是没有用的。此时可引导患者做与此无关的其他事情，最好是动起来的事情，比如一起干家务、聊聊天、散散步等，而看电视、看书等不动的事情，往往不能吸引患者，除非其内容十分有意思，也许可以缓解这种状态。

问题 7：抑郁症患者总是感觉躯体不适、痛苦不堪怎么办？

答疑：确实许多抑郁症患者述说全身不适，比如头痛、头晕、头胀、浑身痛、胸闷、腹胀、腹痛、乏力等，而各种检查往往没有器质性的改变，或者检查结果有一点改变，但不足以导致这么严重的主观不适感，各种药物治疗效果欠佳。这时抗抑郁治疗往往对躯体不适有效。但是抗抑郁药物起效往往需要 2 周时间，在这 2 周时间内如果患者终日关注躯体不适症状，那么往往影响这些症状的恢复。所以就要要求患者每天适当活动，不能有太多的时间闲暇无事。人在活动的时候注意就会转移到外部环境，这样有益于切断精神交互作用，便于改善躯体不适。如果患者不愿按照医生的指导去做，就要让患者对想消除上述症状和不想活动两者进行选择。如果选择消除症状，那就不愿活动也去活动；如果选择不愿活动，那么症状消除不了也没有办法。患者面临这种选择时，往往由于痛苦，还是可以勉强选择前者的。一旦多活动身体使症状出现改善，那么就容易继续坚持下去了。

问题 8：为所欲为和为所当为的区别是什么？

答疑：为所欲为就是不管自己的行动是不是对自己有利，想怎样做就要怎样做，不想怎样做就不怎样做。这是一种不成熟的行为方式，长此以往就容易患躯体疾病或心理疾病。比如不想与人交往就躲避交往，不参加社会活动；想玩游戏就拼命玩；想喝酒就天天大量喝酒，想吃肉就天天吃很多肉。不管对身体是不是有坏的影响。长此以往容易患高血压、高血脂、心脑血管疾病等。患了这些严重影响身心健康的疾病，往往容易影响情绪。为所当为是根据自己生活目标的需要，做自己该做的事。而做了该做的事，就会获得一定成果，使得心情快乐。

问题 9：青少年的抑郁症治疗与成人有何不同？

答疑：正常青少年（指 11 ～ 18 岁的人群）由于其大脑发育没有完全成熟，大多都不同程度地有情绪本位的倾向，即很多事都以情绪主导行为。而一部分青少年由于其生活环境、教育等因素，情绪本位非常突出，而且一旦形成情绪本位还难以改变。这种状态下，一旦某种因素导致出现抑郁症状，往往听不进去别人的劝告，固执地坚持自己的行为模式，不愿上学，不愿与人交流，周围人劝说则变本加厉，或者拼命地玩游戏、玩手机等，逆反心理极其明显，越是劝说越是不听话。顺着他还好些，制止他就用自残、自杀来威胁，或者仇恨更加严重。不愿去看医生或心理治疗师，表现为没有治疗欲望。情绪本位是青少年抑郁症治疗的重大障碍。

参 考 文 献

[1] 北西憲二，藍沢鎮雄，丸山晋，等．森田神経質基準をめぐって．日本森田療法学会雑誌，1995，6（1）：15-24．

[2] 李江波，黄挙坤，中村敬，等．森田療法と他の精神療法との共通面に関する検討．日本森田療法学会雑誌，2000，11（2）：315-319．

[3] 王高华，桂瑰，王惠玲，等．胃癌合并与不合并抑郁症患者血浆 Nesfatin-1 及皮质醇浓度的对照研究．临床精神医学杂志，2014，24（6）：372-375．

[4] 李江波．森田心理疗法解析．北京：北京大学医学出版社，2019．

[5] Wang Yun, He Yajun, Wang Gaohua, et al. Correlation analysis between attentional bias and somatic symptoms in depressive disorders. Frontiers in Psychiatry，2019，10：903．

[6] 李江波，黄挙坤，久保田幹子，等．神経症とらわれ自己評価スケールの有用性に関する研究．日本森田療法学会雑誌，2003，14（2）：167-176．

[7] 中村敬，施旺红．抑郁症的森田疗法．西安：第四军医大学出版社，2015．

[8] 王高华，魏艳艳，王惠玲，等．Nesfatin-1 与 2 型糖尿病共病抑郁症的相关性研究．国际精神病学杂志，2015，42（5）：1-4．

[9] 李耳．道德经．若愚，编著．北京：中国华侨出版社，2013．

[10] Xiao Minmin, Li Jiangbo, Jiang Lanlan, et al. Plasma nesfatin-1 level is associated with severity of depression in Chinese depressive patients. BMC Psychiatry. 2018，18（1）：88．

[11] 健康中国行动推进委员会．健康中国行动（2019—2030 年）：总体要求、重大行动及主要指标．中国循环杂志，2019，34（9）：846-858．

[12] 若愚．庄子详解．北京：北京联合出版公司，2015．

[13] 邓明昱，李建明，时勘．华人心理健康报，2020-05-29．

[14] 张楠，李江波，王惠玲，等．小鼠胃癌模型 Nesfatin-1 水平及其在胃癌共病抑郁发病中的作用．上海精神医学，2018，30（2）：119-126．

[15] 王高华，张楠，王惠玲，等．Nesfatin-1 对小鼠胃癌模型抑郁情绪、行为的影响及其作用机制研究．国际精神病学杂志，2018，45（2）：243-246．

[16] Wang Gaohua, Wu Shengjuan, Wang Huiling, et al. Plasma nesfatin-1

concentration and its correlation with HPA axis in depression model rats. 国际精神病学杂志, 2016, 43 (3): 385-388, 395.

[17] 吴胜娟, 李江波, 王高华. 氯胺酮治疗难治性抑郁症的研究进展. 临床精神医学杂志, 2019, 29 (3): 210-211.

[18] 国家卫生健康委. 关于印发国际疾病分类第十一次修订本 (ICD-11) 中文版的通知: 国卫医发〔2018〕52 号.

后　记

这些年来，我作为武汉大学硕士生导师和武汉大学的王高华教授一起指导研究生桂瑰、魏艳艳、吴胜娟、张楠，作为皖南医学院硕士生导师指导研究生汪西莹，在国内核心期刊发表了多篇躯体疾病共病抑郁症及神经症的基础和临床研究论文。我还指导武汉大学研究生王芸在 *Frontiers in Psychiatry* 杂志发表了一篇关于抑郁症和森田疗法相关的研究论文。2019 年我出版了《森田心理疗法解析》一书。通过这些年来的努力，以及对抑郁症诊疗中的一些实际问题不断深入思考、反复探索，研究成果和实践经验不断积累，最终完成本书的这些内容。我把本书献给需要学习、了解抑郁症实用森田疗法技术的专家学者、医生、心理咨询师和需要心理治疗的患者及家属，希望能促进更多的人了解和掌握森田疗法治疗抑郁症的治疗技术，希望对治疗抑郁症、促进患者心理健康做出微薄贡献。由于本人能力有限，书中若有不当之处，敬请读者批评指正。

李江波

致　谢

向本书出版过程中提出许多宝贵意见的北京大学医学出版社的药蓉编审、娄新琳编辑表示衷心的感谢，对多年来培养、教育、帮助过我的齐齐哈尔市第二机床厂中小学和齐齐哈尔医学院的各位老师，齐齐哈尔市第一神经精神病医院原院长殷祖成主任医师、原院长陈宝颂主任医师，日本东京慈惠会医科大学中村敬教授、中山和彦教授、牛岛定信教授，日本鹿儿岛大学乾明夫教授、浅川明弘准教授，中国心理卫生协会森田疗法应用专业委员会名誉主任委员路英智教授，原第二届中国心理卫生协会森田疗法应用专业委员会主任委员、北京大学崔玉华教授，中国心理卫生协会森田疗法应用专业委员会顾问、上海交通大学王祖承教授，中国心理卫生协会森田疗法应用专业委员会副主任委员、空军军医大学施旺红教授，中国心理卫生协会森田疗法应用专业委员会副主任委员、上海交通大学张海音教授，华东师范大学附属芜湖医院院长孙礼侠，四川省精神医学中心周波教授，成都简阳市人民医院党委书记刘益民、院长陶飞，各级领导和团队的同志们表示衷心的感谢！

李江波